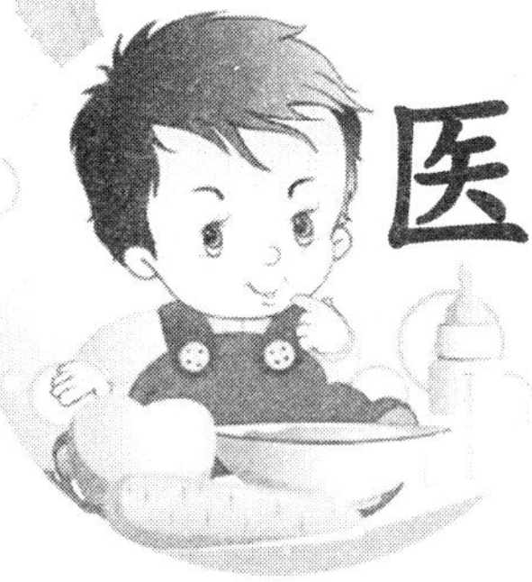

医生教您提高宝宝免疫力

主　编　王新良　赵　滨

副主编　杨丽雅　高永平　白　艳

编　委　李坤芬　苏庆晓　闫晓静　张菲菲
　　　　王海燕　齐小蜜　邢雅杰　李　佳

金盾出版社

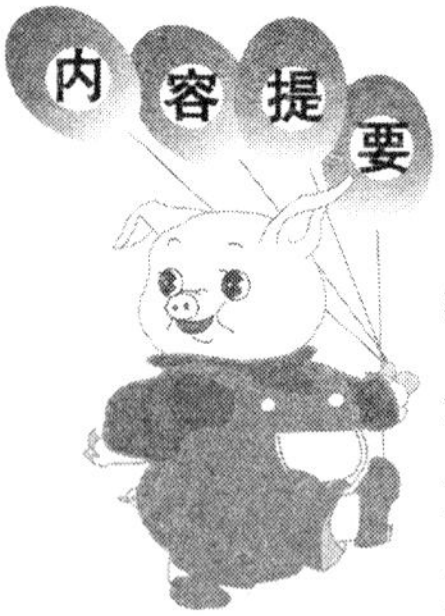

宝宝免疫力强就不生病或少生病，为此医生教您怎样提高宝宝免疫力的方法。本书分五部分，首先介绍免疫力相关知识，又依次阐述了儿童合理饮食与免疫力提高、儿童微量元素和维生素摄取与免疫力提高、预防接种与免疫力提高、日常生活保健与提高免疫力。其内容丰富、科学实用，且通俗易懂，适合广大儿童家长和保育人员阅读。

图书在版编目(CIP)数据

医生教您提高宝宝免疫力/王新良，赵滨主编. —北京：金盾出版社，2014.2
ISBN 978-7-5082-8830-7

Ⅰ.①医…　Ⅱ.①王…②赵…　Ⅲ.①婴幼儿—免疫学—基本知识　Ⅳ.①R392

中国版本图书馆 CIP 数据核字(2013)第 222706 号

金盾出版社出版、总发行
北京太平路 5 号(地铁万寿路站往南)
邮政编码：100036　电话：68214039　83219215
传真：68276683　网址：www.jdcbs.cn
封面印刷：北京凌奇印刷有限责任公司
正文印刷：北京军迪印刷有限责任公司
装订：兴浩装订厂
各地新华书店经销

开本：850×1168 1/32　印张：5.75　字数：106 千字
2014 年 2 月第 1 版第 1 次印刷
印数：1～7 000 册　定价：15.00 元

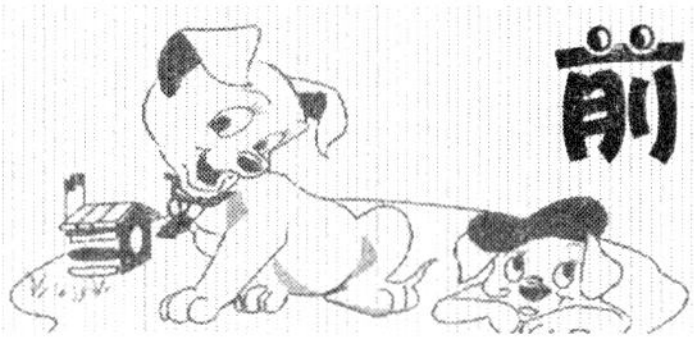

前言

每个家庭都渴望拥有一个健康的宝宝，很多年轻父母从孕期甚至孕前就开始考虑如何让孩子少生病、让孩子拥有自己的免疫力？初为人父、人母的“新手爸妈”，你们了解免疫力的相关知识吗？你们知道如何提高宝宝的免疫力吗？你们是不是需要一个儿科医生随时解答有关儿童健康方面的问题？本书就是您身边的儿科医生。

本书第一部分为您介绍免疫力的基础知识。第二部分为您介绍饮食与免疫力之间的关系，您可以更加深入的了解合理饮食对提高孩子免疫力的巨大作用。第三部分介绍微量元素与免疫力之间的关系。第四部分详尽的介绍预防接种与提高孩子免疫力的紧密关系。第五部分详细讲解如何从日常生活细节中提高宝宝免疫力。通过本书的详细讲解，您会明白免疫力不再只是陌生的医学词汇，而是提高宝宝健康指数的守护神。

作为一名从医多年的儿科医生，我理解孩子生病时家长焦急的心情；作为一名经验丰富的主任医师，我深知免疫力对儿童健康的重要性；作为一名家长，我更加明白“可怜天下父母心”这句话的深刻含义。因此，我觉得自己既有责任又有必要把免疫力的相关知识为家长朋友们阐述清楚，让“新爸爸妈妈”和孩子一起享受轻松快乐的成长时光。

作　者

目 录

一、免疫力相关知识

(一)了解人体免疫系统 …………………………………… (1)
1. 免疫系统是对抗疾病的防线 ………………………… (1)
2. 免疫器官有哪些 ……………………………………… (2)
3. 人体免疫力的来源 …………………………………… (3)
4. 儿童什么情况下容易免疫力低下 …………………… (3)
5. 0～6 岁为儿童免疫力较低期 ………………………… (4)
6. 让孩子安全渡过"免疫低下期" ……………………… (5)
7. 提高孩子免疫力的常见方法 ………………………… (6)
8. 大气污染会影响孩子的免疫力 ……………………… (6)
(二)增强婴幼儿免疫力的秘诀 ………………………… (7)
9. 宝宝免疫力的强弱时段 ……………………………… (7)
10. 增强宝宝免疫力要睡好 ……………………………… (8)
11. 增强宝宝免疫力要吃好 ……………………………… (9)
12. 增强宝宝免疫力要勤动 ……………………………… (9)
13. 增强宝宝免疫力不要有压力 ………………………… (10)

二、儿童合理饮食与免疫力提高

(一)合理的饮食习惯是健康的基石 ………………………… (12)

医生教您提高宝宝免疫力

1. 免疫力与饮食的关系 …………………………… (12)
2. 孩子好胃口全家都幸福 ………………………… (13)
3. 让良好饮食习惯为孩子开胃 …………………… (15)
4. 应及早纠正偏食 ………………………………… (16)
5. 纠正厌食需要好的饮食环境 …………………… (17)
6. 孩子晚餐不能少吃 ……………………………… (18)
7. 好烹调才有好胃口 ……………………………… (19)
8. 孩子膳食宜四少一多 …………………………… (20)
9. 发热的孩子要减轻胃肠负担 …………………… (21)
10. 可以退热的食疗粥 …………………………… (22)
11. 设法让孩子吃蔬菜 …………………………… (23)
12. 好习惯要从小培养 …………………………… (24)
13. 搭配合理才能营养齐全 ……………………… (24)
14. 如何给上学的孩子安排好三餐 ……………… (25)
15. 让孩子吃饭岂能“强迫” ……………………… (25)
16. 孩子发热不宜禁食 …………………………… (26)
17. 保健品不能替代食物 ………………………… (26)
18. 夏天孩子为什么不爱吃饭 …………………… (27)
19. 如何让孩子盛夏时有个好胃口 ……………… (27)
20. 夏季严防食物中毒 …………………………… (29)
21. 合理饮食帮孩子顺利度夏 …………………… (30)
22. 夏季腹泻的预防措施 ………………………… (32)
(二)科学的饮食结构帮孩子少生病 ………………… (34)
23. 饮食中的免疫保护 …………………………… (34)
24. 多吃蔬菜有助于宝宝健康成长 ……………… (35)

25. 如何为孩子选择健康蔬菜 …………………… (36)
26. 有些食物需要有节制的吃 …………………… (37)
27. 儿童喝水要适量 ………………………………… (38)
28. 饮水也要讲科学性 …………………………… (39)
29. 孩子喝果汁要适度 …………………………… (40)
30. 儿童饮食要把好三个环节 …………………… (41)
31. 健脑食物哪里找 ………………………………… (42)
32. “损脑”食物要少吃 …………………………… (42)
33. 多吃绿豆芽的好处 …………………………… (44)
(三)纠正不良的饮食习惯 …………………………… (44)
34. 偏食是极为有害的习惯 ……………………… (44)
35. 孩子为什么会厌食 …………………………… (45)
36. 鲜美食物可引起“美味综合征” …………… (46)
37. 损害肠胃的汤泡饭 …………………………… (47)
38. 西式快餐与哮喘 ……………………………… (49)
39. 不要让零食喧宾夺主 ………………………… (49)
40. 弊多利少的零食 ……………………………… (50)
41. 如何预防“水中毒” …………………………… (51)
42. 多动症与常喝饮料有关 ……………………… (51)
43. 常饮碳酸饮料有损骨骼和肠胃 …………… (52)
44. 常吃低脂食物使孩子营养缺乏 …………… (53)
45. 警惕儿童进食过程中的意外伤害 ………… (54)
46. 不可小视儿童“甜食综合征” ……………… (54)
47. 孩子为什么会吃饭慢 ………………………… (55)
48. 如何预防孩子出现“豆芽菜”体形 ………… (57)

49. 提高儿童免疫力的食谱 …………………………… (57)

三、儿童微量元素和维生素摄取与免疫力提高

(一)微量元素和维生素缺乏对儿童健康的影响 …… (67)
1. 维生素缺乏不容小视 ……………………………… (67)
2. 维生素 A 缺乏与眼干燥症 ………………………… (67)
3. 为什么孩子易患“脚气病” ………………………… (68)
4. “脚气病”折磨孩子的身体 ………………………… (69)
5. 维生素 C 缺乏的孩子易出血 ……………………… (70)
6. 孩子为什么会缺钙 ………………………………… (71)
7. 孩子缺钙的后果 …………………………………… (72)
8. 缺铁会使孩子贫血 ………………………………… (73)
9. 长期补铁时要补锌 ………………………………… (74)
10. 缺碘极伤孩子的智力 ……………………………… (74)
11. 孩子为什么会缺碘 ………………………………… (75)
12. 海产品含碘高 ……………………………………… (75)
13. 儿童缺锌有哪些症状 ……………………………… (76)
14. 缺锌对孩子有什么影响 …………………………… (76)
15. 孩子为什么会缺锌 ………………………………… (77)
16. 缺锌诊断要慎重 …………………………………… (78)
(二)营养不良威胁儿童健康 ………………………… (78)
17. 营养不良的计算公式 ……………………………… (78)
18. 为什么孩子会低血糖 ……………………………… (79)
19. 营养状况不能单凭“目测” ………………………… (80)
20. 营养不良分度与对策 ……………………………… (81)

21. 孩子常出现的饮食问题及对策 …………………… (82)
22. 改善孩子营养不良有方法 …………………… (83)
23. “饮食溺爱”会影响孩子智力发育 ………… (84)
24. 营养过剩也损害儿童健康 …………………… (85)
(三)儿童如何补充微量元素 …………………… (86)
25. 儿童微量元素缺乏如何检测 ………………… (86)
26. 滥补微量元素害处多 ………………………… (87)
27. 维生素D与钙的吸收 ………………………… (87)
28. 微量元素何处找 ……………………………… (88)
29. 补充微量元素的食谱 ………………………… (89)
30. 婴儿如何补充微量元素 ……………………… (91)
31. 如何判断孩子是否缺钙 ……………………… (91)
32. 缺钙要从饮食补 ……………………………… (92)
33. 补钙不是越多越好 …………………………… (94)
34. 孩子应该早补钙 ……………………………… (95)
35. 春秋补钙好时节 ……………………………… (95)
36. 奶、豆补钙益处多 …………………………… (96)
37. 婴儿补钙应缺多少补多少 …………………… (97)
38. 母乳喂养的孩子不必特别补钙 ……………… (98)
39. 人工喂养的孩子要额外补钙 ………………… (99)
40. 检查结果不缺钙为什么还会有枕秃 ………… (99)
41. 给婴儿补钙要注意细节 ……………………… (100)
42. 药物补钙看时机 ……………………………… (101)
43. 每天钙的需要量 ……………………………… (101)
44. 孩子常流口水与维生素缺乏有关 …………… (102)

45. 怎样预防婴儿缺锌 …………………………（103）
46. 婴儿期如何补锌 …………………………（103）
47. 给孩子补锌的常见问题 ……………………（104）

四、预防接种与免疫力提高

（一）预防接种不能少 ……………………………（106）
1. 预防接种让孩子少得病 ……………………（106）
2. 计划免疫分为几类 …………………………（107）
3. 宝宝打预防针时间表 ………………………（107）
4. 疫苗可以让孩子有个健康身体 ………………（109）
5. 疫苗接种攻略之卡介苗 ……………………（109）
6. 疫苗接种攻略之脊髓灰质炎疫苗 ……………（110）
7. 疫苗接种攻略之百白破疫苗 …………………（111）
8. 疫苗接种攻略之麻疹疫苗 ……………………（111）
9. 疫苗接种攻略之乙肝疫苗 ……………………（112）
10. 不同疫苗不可以同时用在同一部位 …………（112）
11. 不同疫苗需要加强的时间不同 ………………（112）
12. 哪些孩子不宜接种疫苗 ……………………（113）
13. 加强护理减少接种疫苗后的反应 ……………（114）
14. 什么是接种疫苗后的正常反应 ………………（115）
15. 什么是接种疫苗后的异常反应 ………………（116）
16. 如何根据自己的情况选择疫苗 ………………（117）
17. 接种疫苗防病并非“滴水不漏” ………………（118）
18. 免疫接种可以惠及他人 ……………………（119）
19. 常见疫苗面面观 …………………………（120）

20. 注射疫苗怎能贪多求全 …………………… (123)
(二)接种疫苗的常见问题 …………………………… (124)
21. 母乳喂养的孩子也需要免疫接种 ………… (124)
22. 百白破与孩子猝死综合征无关 …………… (124)
23. 哪些是必须接种的疫苗 …………………… (124)
24. “洋疫苗”不一定比国产疫苗好 …………… (125)
25. 患先天性心脏病的孩子能不能打疫苗 …… (125)
26. 打预防针后不一定都发热 ………………… (126)
27. 流感疫苗分几种 …………………………… (127)
28. 卡介苗接种的阳性反应 …………………… (127)
29. 6个月以内婴儿需要接种的疫苗有哪些 … (128)
30. 麻疹疫苗何时接种合适 …………………… (129)
31. 1岁儿童要接种流脑和乙脑疫苗 ………… (131)

五、日常生活保健与提高免疫力

(一)不良生活习惯会影响免疫力 ……………………… (132)
1. 睡眠时间过少影响孩子智力 ……………………… (132)
2. 避免损伤孩子听力的因素 ………………………… (132)
3. 不可忽视儿童运动不足 …………………………… (134)
4. 张口呼吸会影响孩子的智力 ……………………… (135)
5. 用口呼吸多得病 …………………………………… (136)
6. 孩子为什么总是踢被子 …………………………… (137)
7. 肠胃紊乱与边走边吃零食有关 …………………… (138)
8. 孩子熟睡后磨牙有原因 …………………………… (139)
9. 孩子夜间磨牙不只是有损牙齿 …………………… (140)

10. “蛋壳生活”养出小胖墩 …………………… (140)
11. 孩子肥胖与家长有密切关系 ………………… (142)
12. 饮食坏习惯使孩子胖起来 ………………… (142)
13. 电视也会让孩子得“斜视” ………………… (143)
14. 孩子打鼾危害大 ………………………… (144)
(二)好的生活习惯可增强免疫力 ………………… (145)
15. 宝宝保健七宜 ………………………… (145)
16. 宝宝健康生活七不宜 …………………… (146)
17. 小孩子秋天穿衣要适当 …………………… (147)
18. 冬季保护好孩子的呼吸系统十分重要 ……… (148)
19. 教会孩子保护自己的嗓子 ………………… (149)
(三)睡眠好才能身体好 ………………………… (150)
20. 让孩子养成好的睡眠习惯 ………………… (150)
21. 孩子合适的睡眠时间是多少 ……………… (152)
22. 合理睡眠习惯从点滴做起 ………………… (152)
23. 孩子睡眠中常见的不良习惯 ……………… (153)
24. 让孩子独自睡觉好 ……………………… (154)
25. 为孩子创造一个好的睡眠环境 …………… (154)
26. 如何让孩子快乐起床 …………………… (155)
(四)锻炼身体提高免疫力 ……………………… (156)
27. “冷锻炼”可以提高身体的免疫力 ………… (156)
28. “冷锻炼”让孩子不再怕冷 ……………… (157)
29. “冷锻炼”也要讲方法 …………………… (158)
30. 外国流行“冷锻炼” ……………………… (159)

（五）婴儿常见疾病一般护理知识 ……………………（160）
31. 宝宝得病的信号 ………………………………（160）
32. 婴儿期易发生哪些疾病 ………………………（162）
33. 哪些情况要马上送宝宝去医院 ………………（164）
34. 宝宝耳朵感染怎么办 …………………………（166）
35. 宝宝烧伤烫伤的简单护理 ……………………（167）
36. 宝宝割伤了怎么办 ……………………………（167）
37. 简单方法缓解宝宝胃痛 ………………………（167）
38. 防止宝宝晕车(船) ……………………………（168）
39. 解决宝宝流鼻血的方法 ………………………（168）
40. 控制湿度解决咳嗽 ……………………………（169）
41. 宝宝咳嗽妈妈要细心 …………………………（169）

一、免疫力相关知识

(一)了解人体免疫系统

随着科学发展及医学知识的普及,人们渐渐对人体有了更多了解。家长最关心孩子的身体健康。我们也常提到要增强儿童的免疫力。要做到这一点,就需要我们深入了解一下什么是免疫系统,免疫力是如何产生的,免疫力跟什么因素有关,如何提高免疫力等问题。

1. 免疫系统是对抗疾病的防线

我们都听说过免疫系统这个名词,但是免疫系统究竟是什么,很多人并不很了解。今天让我们一起揭开这免疫系统的“神秘面纱”。

免疫系统是人体防御疾病的主要“防线”。它是人体对抗体外侵害(病菌、病毒等)的主要组织。功能有些类似于国家的国防和公安系统。

免疫系统通过各个免疫器官的“通力合作”,产生大量的免疫细胞和免疫因子,我们不妨统称为免疫物质。这些免疫物质有各自不同的“职责”。有的免疫物质可以探寻到是否有病菌入侵人体，就像侦察兵一样。有的免疫物质可以识别这类“入侵者”是否曾经入侵过人体，选择呼叫不同的“支援部队”。也有的免疫物质可以用小部队包围战术，消灭这些病菌。更有的免疫物质则是自杀式进攻一样，一下子跟“入侵者”战斗在一起，然后同归于尽。它们有的则是负责“打扫战场”并且记录下“入侵者”的特征，以便于病菌再次入侵时迅速消灭。

人体有了这些可靠的防御力，就可以远离疾病的危害了。儿童的免疫系统也是一样，只是相对于成人不算成熟而已。

2. 免疫器官有哪些

免疫系统是人体对抗疾病的主要“防线”。由于人体的主要免疫物质都是由免疫器官产生的，所以我们不妨把免疫器官看成这条防线的坚强“堡垒”。那么免疫器官主要有哪些呢？

免疫器官主要包括骨髓、胸腺、脾脏、淋巴结、扁桃体、小肠集合淋巴结、阑尾等。这些器官分布全身，执行各类防御任务。

免疫系统是生物体内一个能辨识出“非自体物质”（通常是外来的病菌），从而将之消灭或排除的整体工程之统称。它能从自身的细胞或组织辨识出非自体物质（小从病毒，大至寄生虫）。所有植物与动物都具有先天免疫系统。人体内的免疫系统是抵御病原菌侵犯最重要的保卫系统。这个系统由免疫器官及免疫细胞（淋巴细胞、单核吞噬细胞、中性粒细胞、嗜碱粒细胞、嗜酸粒细胞、肥大细胞、血小板等)，以及免疫分子(补体、免疫球蛋白、干扰素、白细胞介素、肿瘤坏死因子等细胞因子等)组成。免疫系统是机体防卫病原体入侵最有效的武器，但其功能的亢进会对自身器官或组织产生伤害。

3. 人体免疫力的来源

我们都知道免疫力是很重要的，是人体抵御各种疾病的能力。那么人体的免疫力是怎样产生的?

一般来说人体的免疫力主要有两种来源。

第一种是主动免疫。当人生病时，体内会产生对抗此种病原体的特殊抗体。当此种病原体再来侵犯时，抗体就可以“认出”这种病原，并且联合白细胞将病原菌杀死，从而避免生病。这种免疫力，有的可以持续很久(如麻疹抗体)，有的是暂时的(如感冒抗体)。另外是打过预防针后，身体接受刺激也会主动产生免疫力。这种免疫力一般都是终身的。

第二种是被动免疫。如新生儿(出生1个月内的婴儿)接受母体的许多抗体而产生免疫力；又如，注射了免疫球蛋白后(即某种疾病的抗体)可能会对少数疾病产生短暂的抑制作用。

4. 儿童什么情况下容易免疫力低下

当孩子经常出现以下情况时，就有可能是免疫力低下了。

(1)经常性地得病,如败血症、肺炎、中耳炎、脑膜炎、腹泻、皮肤感染等,尤其是多次发生严重感染。这些绝大部分是细菌或病毒感染引起。

(2)病后治疗效果不佳,疾病长期不愈。

(3)正常预防接种后出现严重的感染。

(4)长期服用可能影响免疫功能的药物。

(5)有肿瘤、白血病等恶性疾病的孩子。

如果怀疑孩子免疫低下,家长应该寻求医生帮助,弄清楚孩子属于哪种类型的免疫力低下。同时进行相应的治疗。

5. 0～6 岁为儿童免疫力较低期

每逢季节变化,最让家长头疼的就是孩子经常出现的感冒、发热、扁桃体发炎、咳嗽、腹泻等,有的孩子甚至会出现肺炎。特别是非母乳喂养的孩子、断奶期和早产的孩子,他们往往更容易出现上述现象。这些孩子在入托时、疾病流行期等特殊时期更容易出问题。往往这个病刚好,那个病又来了。这让年轻的父母又操心又心痛,还担心打针吃药对孩子的智力和身体发育产生不良影响。其实,对这些孩子来说,重要的是要提高免疫能力。

现代医学研究证明,免疫力低下是造成疾病的根本原因。人时刻都在受到病毒(菌)的侵袭,每天都消耗500～1 000毫克的免疫球蛋白,在呼吸道和消化道形成一道保护屏障用来切断病原体入侵人体,增强机体抗病能力。而 0～6 岁的孩子处于免疫力相对较低的时期,免疫系统尚未发育成熟，这是孩子多病的直接原因。

6. 让孩子安全渡过“免疫低下期”

同一时间，同一空间，年龄相同的孩子，有的孩子得了流感，有的孩子却没有得，这是为什么呢？其根本原因是孩子的免疫力有所不同。有的孩子免疫力高，不易得病；有的孩子免疫力低，容易得病。

季节交替，天气变化，冷暖无常。天气变化是对免疫力低的孩子一个大的考验。一般来说，6 个月到 6 岁之间是孩子的“免疫低下期”。换句话说就是孩子在 6 个月到 6 岁之间很容易得病。为什么？因为在这一段时间内孩子的免疫系统发育不够成熟，免疫力相对偏低，所以容易被病菌“眷顾”。那我们应该采取什么样的措施来帮助孩子渡过这段“免疫低下期”呢？

(1)注意营养均衡。免疫力的来源无疑是合理的营养。营养比较好的孩子还是相对病得少一些。从给孩子添加辅食开始注意营养均衡，保证各种营养素的摄入。关键还是在于增强营养上。

(2)在均衡营养、合理饮食的基础上给孩子口服免疫球蛋白胶囊或者转移因子口服液，能有效提高孩子抗病能力，除了口服还可以采取肌内注射的方法。但是要注意不可常用。毕竟免疫力是要靠孩子自身逐渐提高，经常注射会形成依赖性。

(3)孩子缺铁会引起缺铁性贫血，这也是孩子抵抗力不足的一个原因。建议给孩子化验微量元素，看看是否存在这方面的问题，如果存在要及时纠正。

7. 提高孩子免疫力的常见方法

免疫力的提高其实是一个长期的过程，不能一蹴而就。要想提高孩子的抗病能力平时应注意多方面护理。

(1)让孩子到室外活动多晒太阳：只要不是冬天就可以适当用凉水洗脸。衣物应穿着适中，一般较成人多1～2件即可。

(2)积极治疗及预防营养不良：合理搭配饮食结构。应补充足量的维生素C(番茄、橙子内含量丰富)等。

(3)注意家庭消毒：在上呼吸道感染流行时不要带孩子到拥挤的公共场所，室内多通风，及时清除家中的灰尘，用醋熏蒸(2～8毫升的醋，加入2～3倍的水，加热熏蒸)。

(4)合理选用含免疫活性的食物或药物：对于经常感冒的孩子，我们可以尝试用一些含有免疫活性蛋白的奶粉或是牛初乳粉，以提高孩子的机体抵抗力。如0～2岁的孩子一年内患7次感冒，2～3岁一年患6次则可以考虑注射转移因子，以利于提高抵抗力。

8. 大气污染会影响孩子的免疫力

近年来，有关孩子的免疫力问题被重视。其实孩子的免疫力低下除了与饮食习惯、睡眠及卫生状况等因素有关以外，还和日益严重的环境污染有关系。

加拿大卫生组织的调查显示：68%的疾病与室内污

染有关，80%～90%的癌症起因与居住环境和生活习惯有关。

随着我们的工业越来越发达，相当多的污染物进入了大气。这些污染物当然也包括进入室内的大气污染物，如沙尘、灰尘、重金属、臭氧、氮氧化物等；人体自身新陈代谢及各种生活废弃物的挥发成分，如粉尘、皮屑、棉絮、纤维、重金属、体味、各种寄生虫、螨虫、病毒、细菌、真菌等；来自宠物的污染，如气味、寄生虫、细菌、毛、屑；香烟烟雾；建材装饰材料，如甲醛、氨、苯、臭氧和放射性物质氡等；日常生活用品，如化妆品、杀虫剂、增香剂、清洁剂等。

（二）增强婴幼儿免疫力的秘诀

9. 宝宝免疫力的强弱时段

6个月前的宝宝："初生牛犊不怕虎"，从妈妈那里获得了先天的免疫力，所以不用过多担心。

6个月～1岁半：宝宝先天的免疫力正逐渐耗尽。

1岁半～2岁：此时的宝宝又重新获得免疫力，但获得的速度并不尽如人意。

3岁宝宝：所获得的抵抗细菌、病毒的免疫力达到成人的90%。

可见宝宝6个月到3岁是免疫力最脆弱的阶段，此阶段要增强宝宝的免疫力。

10. 增强宝宝免疫力要睡好

科学研究表明，宝宝在熟睡时的生长速度是清醒时的3倍，而晚上10点到凌晨2点是宝宝生长激素分泌最旺盛的时间段。让宝宝睡好觉的五要素如下。

(1)妈妈的心跳：对于宝宝们来说，最好听的音乐便是妈妈的心跳声音，妈妈可以像喂奶那样把宝宝抱在怀里，也可以躺下让宝宝趴在自己的胸口上，宝宝听着妈妈的心跳声，很快就能入睡了。

(2)古典的音乐：3个月以内的宝宝不能区分昼夜，因此睡觉很容易黑白颠倒。这个时候可选些舒缓的古典音乐给宝宝听，让宝宝一听就知道黑夜来临了。

(3)适宜的室温：宝宝睡觉时室内温度应保持在20℃～25℃之间，这样才不会让宝宝着凉。秋冬季还要注意防干燥，可用加湿器或在室内挂些湿毛巾、湿衣服等来保持室内的湿度。

(4)安静的环境：有些宝宝特敏感，一些轻微的动静就能把他们吵醒，因此宝宝睡觉时要拉上窗帘使室内光线不要太亮，也不要开洗衣机或其他家电，以免噪声吵醒宝宝。

(5)妈妈的抚慰：如果宝宝没有睡意，闹得厉害，妈妈可以把宝宝抱在怀中，轻轻地拍打宝宝的后背，宝宝会逐渐安静下来并很快进入梦乡。一句话建议：宝宝睡眠姿势以右侧卧最佳。

11. 增强宝宝免疫力要吃好

“民以食为天”，宝宝也不例外，饮食在一定程度上决定着宝宝的健康，吃得好身体才会好。当然“吃得好”并非一味地摄取高蛋白、高营养的食物，而是指让宝宝均衡地摄取各种营养成分。让宝宝吃好的五个原则如下。

(1)肥腻的肉食或加工食品少吃。

(2)碳酸饮料、甜食和油炸食品少吃。

(3)让宝宝少吃汉堡等快餐。

(4)食盐、酱油等调味料少吃。

(5)勿让宝宝囫囵吞枣。

12. 增强宝宝免疫力要勤动

生命在于运动，虽说人的体质很大程度上取决于遗传，但同时也受后天的影响。那些天生免疫力较差的宝宝，只要能够坚持不懈地锻炼身体，也会健康成长。最佳运动推荐如下。

(1)抚触体操：妈妈给婴儿进行全身抚触。做胸部抚触是从中线做到对侧，四肢抚触则从上臂慢慢向下抚触，脚部抚触则应从脚心到脚跟，脚趾也要揉到，手指也一样。做背部抚触时，则要注意到将宝宝的手臂放在身体两侧，头偏向一侧，以免发生窒息，从上到下进行抚触，可以用手掌向外轻轻揉宝宝的小屁股，对于那些已能坐一会儿，走一走的幼儿，则可在妈妈的帮助下做徒手体操。

(2)游泳：游泳不仅能提高宝宝的心肺功能，还会使宝宝全身的肌肉都得以锻炼。4～5 岁的宝宝可以开始学习游泳。

温馨提示:宝宝疲倦时应立刻停止运动。

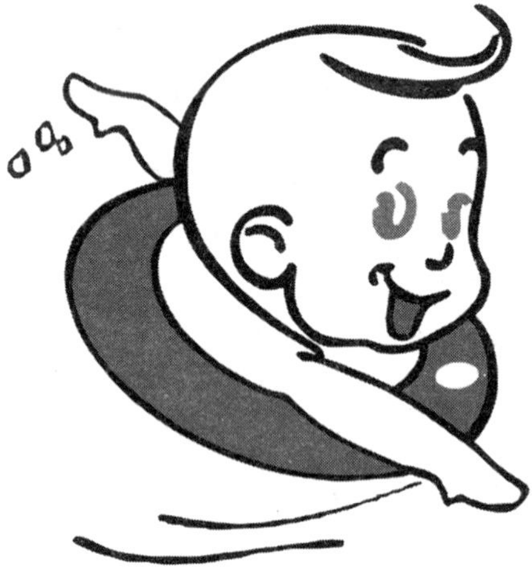

13. 增强宝宝免疫力不要有压力

宝宝从妈妈肚子里来到人间,外界的刺激会使宝宝感到有压力,尤其对那些过于敏感的宝宝,他们感受的压力会更大。当感到压力过于强烈时,宝宝就会有痛感,免疫力也会下降,尤其是经常患感冒或积食的宝宝。

(1)让宝宝零压力的“三不”措施

①不要频繁更换保姆。经常更换保姆会对敏感的宝宝造成压力。

②不要相互比较。在教育宝宝改正错误时,不要拿他与其他宝宝进行对比。这种做法会使宝宝丧失自信,变得

颓废不振。

③不要当着宝宝的面吵架。当看到与自己最亲近的爸爸妈妈发生争吵时，宝宝受到的冲击远远大于父母。如果家庭气氛不和谐，就不要妄想把宝宝培养得开朗、健康；相反，如果爸爸妈妈互敬互爱，宝宝就会从中体会到爱。

(2)让爱化解宝宝的压力

①抱。宝宝只有感受到爱时才会获得心理上的安定，才不会觉得有压力。最好的方法就是要经常抱一抱他，贴贴他的脸，抚触对宝宝来说是最好的爱的表现方式。

②赞。在称赞中长大的宝宝会充满自信，善于迎接各种挑战，积极向上。因此，即使宝宝失败了，也要鼓励他继续努力。

③玩。只在家中玩耍的宝宝会不知不觉地受到压力。因此，要多让宝宝到户外活动，那些玩起来很投入，甚至大汗淋漓的宝宝往往在做其他事时也会注意力很集中。

④吃。压力过大会让宝宝消耗大量的B族维生素和维生素C，所以应让宝宝多吃蔬菜和水果，少吃食盐及含糖量高的加工食品。

二、儿童合理饮食与免疫力提高

(一)合理的饮食习惯是健康的基石

1. 免疫力与饮食的关系

免疫力是人体抵抗疾病侵袭的能力。免疫力高的孩子就不容易得病,这是大家都知道的事情。可是,人体的免疫力和饮食有什么关系,很多人就不太明白了。下面让我们一起来了解饮食与免疫力的关系。

虽然遗传基因在很大程度上决定了人体的免疫力,但是环境对免疫力的影响也很大,而其中的饮食又是比较重要的影响免疫力的因素。结构合理的膳食会让孩子的免疫力非常强,一般不容易得病。反之,不合理的膳食可能会直接影响孩子的免疫系统,使得孩子免疫力低下。

不同的食物对免疫力有不同的影响。有些食物的营养成分能够协助刺激免疫系统,而增加免疫能力。缺乏这些重要营养素将会严重影响身体的免疫系统功能。我们从营养角度看看食物与免疫力的关系。

(1)免疫力的主力一蛋白质:蛋白质是构成人体的最重

要的营养物质之一。而身体的免疫系统能发挥作用，也主要靠蛋白质。蛋白质是构成白细胞和免疫系统抗体的主要成分。在机体对抗疾病的过程中，蛋白质发挥着不可替代的作用，是对抗疾病的主力军。实验证明，蛋白质严重缺乏的人会使免疫细胞中的淋巴细胞数目大减，造成严重免疫功能下降。所以，要想让孩子身体健康，蛋白质是不可缺少的营养物质。

(2)蛋白质的最佳搭档—维生素：维生素与免疫力的关系也不容忽视，其中以维生素C、维生素 B_6、β胡萝卜素和维生素E与免疫力的关系最为密切。维生素C能刺激身体制造干扰素(一种抗癌活性物质)来破坏病毒以减少白细胞与病毒的结合，保持白细胞的数目。一般人患感冒时白细胞中的维生素C会急速的消耗，因此感冒期间必须大量补充维生素C，以增强免疫力。维生素 B_6 缺乏时会引起免疫系统的退化。维生素E能增加抗体，以清除滤过病毒、细菌和癌细胞，而且维生素E也能维持白细胞的恒定，防止白细胞膜产生过氧化反应。β胡萝卜素缺乏会严重减弱身体对病菌的抵抗力。

除此之外，营养素中的叶酸、维生素 B_{12}、烟酸、泛酸和铁、锌等矿物质都和免疫能力有关。当人体缺乏这些营养素时会影响免疫功能，因此各类营养素的摄取必须充足才能使我们的免疫系统强壮起来。

2. 孩子好胃口全家都幸福

孩子有一个好胃口是孩子的幸福，也是父母的幸福，而孩子厌食则全家苦恼。现在,这样的苦恼已愈演愈烈,小孩正是长身体的时候,食欲缺乏无疑是健康的拦路虎,怎能不令家长忧心如焚。

怎样让孩子吃饭香呢?这可不是讲讲道理就能解决的,给孩子一个好胃口是解决厌食、偏食、挑食的根本途径。那么,如何才能让孩子有一个好胃口呢?关键是要调理好孩子的肠胃,小孩子的肠胃比较娇嫩,需要通过调理来增强肠胃功能。为此,要从以下几个方面入手。

(1)定时、定量饮食:家里要有定时进餐的饮食习惯。一日三餐做到基本定时开饭,不要有太多的紊乱和随心所欲。养成定时饮食的习惯后,孩子到了一定时间就会有饥饿感,见到食物自然有胃口。所谓定量不是刻板的,只是不要饥一顿、饱一顿,喜欢吃的也不能尽兴暴食。自觉控制饮食的习惯有利于保护肠胃。

(2)增强饮食兴趣:小孩子是情绪化的人,情绪对进食有直接的作用。家长在这方面是大有可为的,很多家长都有"开胃工程"的妙招,如"推陈出新",一位家长将女儿不爱吃的水果做成果串,于是爱吃肉串的女儿果然大吃起来。又如"自己动手",一位家长利用女儿喜欢掺和的特点,让女儿参与做一些小菜,教他捣鼓几下,然后向全家宣布小菜是女儿的手艺,大家快来尝尝。为了挣面子,女儿就会带头大吃起来。

(3)不乱吃零食:几乎所有的孩子都挡不住零食的诱惑,而家长也往往挡不住孩子对零食的需求,常常是正餐不好好吃,然后用零食垫补,如此形成孩子对零食的依赖,正餐就更不好好吃了。这样的恶性循环很伤胃口。所以，家长一定不能向孩子“投降”，而且要一致对待，一定不能由着孩子“堤内损失堤外补”。

3. 让良好饮食习惯为孩子开胃

许多父母都为孩子“不好好吃饭”而苦恼。其实大可不必。首先我们应该看看孩子是不是得病了。因为许多疾病，包括一些营养性的疾病，都会影响孩子的饮食状况。这时，首先应该治疗疾病。另外，孩子缺什么营养素就补什么营养素。当排除了疾病因素之后，父母们就要帮助孩子养成良好的饮食习惯。以下方法是可以参考的。

(1)提供背景音乐：优美轻松的音乐，可以调节孩子的情绪，打开食欲的大门。最好选定一首乐曲，经常播放，以便形成条件反射，使孩子一听音乐就有食欲。另外，播放时音量应比说话声小一些为宜。

(2)少盛勤添：父母每次给孩子盛饭菜时，可少盛一些。这样可以使他轻而易举地吃完，有成就感。还能及时得到家长的赞赏，获得一种必胜感，到时他可能会举起小碗说：“还要。”

(3)吃“自助餐”：1 岁以后的孩子已有自己选择食物的倾向，所选食物往往包含他自己的生理需要。这时的孩子每日或每餐的食欲和大人一样，也会有所不同。因此要给孩子适当的“自由”。这种顺其自然的“自助餐”方法，可在一段时间里使孩子饮食中的种种营养素自动达到平衡。父母的责任是决定购买哪些食品，餐桌上放哪些食品和怎样使饭菜丰富多样。而吃什么饭菜则由孩子自己决定。宽松的环境，反而能增进孩子的食欲和进食的乐趣。

(4)不要强迫进食：在任何情况下，强迫进食总是无益的。不要强迫孩子吃不喜欢的食物，也不要每餐都要他吃下你认为"应该吃的量"。这样只会引起孩子烦躁的情绪。强塞硬灌或吃"气"饭只会降低孩子的食欲，并使消化液分泌减少，即使吃下去，也不易消化吸收。父母应是循循善诱者，而不要充当"进食警察"。

(5)烹调得当：食物的色、香、味、形和细软碎烂有助于激发孩子的食欲。这样的食物也易于1～2岁的孩子消化吸收。例如：变着法儿将包子、馒头做成他喜欢的各种小动物；孩子不爱吃煮鸡蛋就做成蛋羹，孩子不爱吃青菜就做成馅等。

(6)功夫在"吃"外：充足的睡眠不仅能促进体内生长激素的释放，促进食物的消化吸收，还能使得孩子保持旺盛的食欲。适宜的运动同样是增进食欲的催化剂。

让孩子进食恰当的食物固然重要，更重要的是让他们喜爱食物，能够享受餐桌上的乐趣，并在进食过程中向他们传递饮食文化知识。培养自理能力和良好的行为习惯，这将使孩子受益终身。

4. 应及早纠正偏食

如果妈妈不喜欢吃某种食物孩子往往也不喜欢，这是司空见惯的现象。妈妈偏食为什么会使孩子也偏食呢？美国田纳西州大学的一项研究表明：孩子的饮食倾向受母亲影响很大,且在 2 岁前的影响最大。所以纠正孩子偏食应在 2 岁前。

田纳西州大学的研究人员对 70 名母亲进行了问卷调查,孩子的年龄段为 2～3 岁、4 岁和 8 岁,了解母亲和孩子喜欢和不喜欢的食品。结果显示,在 196 种食品清单中,8 岁组的孩子不喜欢的食品类型和数量与母亲相同。这就说明孩子的饮食倾向受母亲影响且在 8 岁前就已经形成了。研究人员指出,孩子随着年龄的增长其口味的改变并不大,饮食倾向早在 2～3 岁时即已形成。也就是说孩子在学步时已经喜欢清单上 60%多的食物,到 8 岁时再增加的食物不过 4%。斯金娜博士指出,从 2～3 岁到 8 岁,未吃过的蔬菜种类减少了 10%,但喜欢的蔬菜仅增加了 2%,且 4 岁时的喜好直接影响 8 岁时的食谱。

斯金娜博士指出,孩子早在 2 岁时的饮食倾向便已受母亲的饮食习惯影响。母亲很少将自己不喜欢的食物提供给孩子,其中包括一些富含营养的食品,如豆类。这会造成孩子的偏食。母亲应意识到自己在孩子饮食倾向中扮演的重要角色,在孩子 2 岁前就应给孩子提供各种不同种类的食品,其中包括家里成年人不太喜欢吃的食品,一次不成功仍应坚持,这样才能使孩子以后不至于偏食。

5. 纠正厌食需要好的饮食环境

厌食是指较长时间的食欲缺乏和消瘦。这是家长感到焦虑和关心的问题。厌食的原因很多,可分为病理性和非病理性因素两大方面。

厌食应首先排除微量元素锌、铁、钙的缺乏及佝偻病、营养性贫血、肝炎、结核等疾病因素。如果是疾病因素导致的厌食，应积极治疗原发病。

儿童厌食绝大多数是属于非病理性因素，如从小就吃得少，胃肠道的消化功能差，消化液分泌少，饥饿感不强，食欲差；有的孩子偏食，只吃稀粥、米糊，缺少蛋白质及维生素；有的不能做到定时定量，整天零食不断，哭闹就给吃，日久造成消化系统功能紊乱，食欲下降；还有的孩子进食情绪不好、食物单调等都可影响食欲，家长又不能理解，追着、吵着、哄着、强塞硬灌；或就餐环境不好，不能使孩子注意力集中于进食，如大人谈笑风生，看电视或对菜评论，听讲故事吃饭等。边吃、边看、边听、边玩都影响食欲。以上种种原因都不属于病态，是可以预防并纠正的。

总之非病理性因素的厌食必须要调整对孩子的教养方法，培养孩子定量进食的好习惯。给孩子选择安静舒适的吃饭环境有利于孩子集中注意力吃饭。另外要改进食品制作及烹调方法，以变换花样引起孩子想吃的兴趣，从而使孩子主动想吃、要吃，并要边吃边给鼓励。在这里要提醒家长，纠正孩子厌食必须全家齐心协力，千万不要大人之间发生矛盾，甚至当着孩子面争吵。再有家长要以身作则，进食时不要议论什么菜不好吃等影响孩子。

6. 孩子晚餐不能少吃

营养均衡一方面要注意全面性、自然性。全面性是指凡是符合人体饮食要求的都应该适量摄入；自然性则是指尽可能地取食于天然食品，减少加工。城市家庭要注意保持三餐的定时定量，适当增加谷物和蔬菜；农村家庭应适当增加蛋、奶和豆制品。另一方面要注意早、晚餐的质量。许多家庭不能正规地给孩子准备早餐，以面包、饼干或者鸡蛋、牛奶来代替，造成孩子白天学习营养不足，注意力不能集中。

我国有“晚餐要吃少”的说法，对于成年人是可行的，但对于孩子则不能这么要求。儿童处于生长旺盛的时期，需要大量的营养，孩子的营养代谢比成年人快，所以晚饭要吃好、吃饱，热能要达到全天的40%，但是不要吃难消化的食物。

7. 好烹调才有好胃口

现在不少孩子有厌食偏食的习惯，产生的原因有很多。食物的种类过于单调，烹调方法不合理确实是两个不可忽视的原因。

专家分析：许多家长并不重视孩子食物种类的多样化，也不重视烹调方法的多样性。有的家长给孩子的食物种类过于单调，如每天给孩子吃青菜、鱼和蛋黄；有的家长每天将菜粉、鱼粉和肝粉拌在米粉中，使孩子不能分辨不同食物的味道和质地。久而久之，孩子不仅得不到全面的营养，也不愿意接受新食物。甚至有的孩子会出现厌食和偏食。

世界上没有任何一种天然食物含有人体所需的各种营养素。孩子只有通过进食多种食物才能得到全面营养。妈妈在做菜的时候可以变化多种花样，养成孩子吃各种食物的习惯。目前，我们主张1岁以后的幼儿每天至少应该吃到10种以上的食物，以后可逐渐增加到30种。也可以将许多种类的食物合在一起吃，如“炒五丁”即将土豆、胡萝卜、豌豆、香菇、猪肉都切成小丁再炒。又如罗宋汤，可以放洋葱、卷心菜、土豆、胡萝卜、番茄再加牛肉等，这些菜食物种类多，颜色鲜亮、营养成分全面，值得推荐。

常常有些家长会问，孩子为什么不喜欢吃肉？

鸡肉、牛肉、猪肉不但难以嚼烂，还会塞牙，孩子当然不爱吃。如果家长注意选用鲜嫩的肉，如鱼肉、通脊肉、鸡脯肉、虾仁、黄鳝等，孩子还是乐意接受的。孩子不吃肉，不少家长就煲汤给孩子喝，以为汤里加了鸡、加了药材，如淮山药、桂圆、芡实等，煲了2～3小时，汤就很有营养了。其实，90%的营养还在肉渣里。要想让孩子获得营养，还得让孩子吃肉。

8. 孩子膳食宜四少一多

所谓四少是少糖、少食盐、少酱油、少味精；一多是多吃醋。

(1)少糖的理由：多吃糖的孩子易患龋齿。另外，吃糖太多还会使孩子冲动任性、爱发脾气、好哭闹。但是孩子适量服用红糖倒可以增进食欲。同时要补充孩子身体必需的维生素 B_2、胡萝卜素和钙、锌、铁等。

(2)少食盐的理由：由于孩子的肾脏发育还未完善，不能排出滞留在体内多余的钠，因此吃得过咸会为肾病和高血压埋下祸根。

(3)少酱油的理由:酱油经发酵制成,含有多种微生物。而孩子胃酸分泌少,肠道吸收功能不强,多种微生物容易引发孩子变态反应性疾病,如肠炎、腹泻等。

(4)少味精的理由:味精添加过多会影响孩子食欲,导致消化道功能紊乱而影响营养素的摄取。

(5)多醋的理由:醋含有多种营养素具有帮助消化、增进食欲、促进食物营养成分转化吸收等功能。多醋有利于机体新陈代谢,调节体内酸碱平衡;而且醋还有杀菌防病的作用。因此孩子膳食中应适当多添加点醋。

9. 发热的孩子要减轻胃肠负担

发热是孩子的常见症状之一,许多疾病都可以引起发热。发热是患病时的一种防御性反应。孩子发热时的饮食护理十分重要。

孩子发热时以饮白开水为好,也可以适当兑些新鲜果汁,以补充人体需要的维生素C。饮水量以保持正常尿量及口唇滋润为度,不必过多。

孩子发热时的饮食以流质、半流质为主。常用的流质食物有牛奶、米汤、绿豆汤、少油的荤汤及各种鲜果汁等。夏季喝些绿豆汤(加少量糖),既清凉解暑又有利于补充水分。发热伴有腹泻、呕吐,但症状较轻的,可以少量多次服用自制的口服糖盐水(配制比例为500毫升水或米汤中加一平匙糖和半啤酒瓶盖食盐),一岁左右的孩子4小时内可服500毫升。同时还可适当进食一些补充电解质的食物,如柑橘、香蕉等水果(含钾、钠较多),奶类与豆浆等(含钙丰富),

米汤或面食(含镁较多)。症状较重者,应暂时禁食,以减轻胃肠负担,同时请医生诊治。

当孩子体温下降、食欲好转时,可改半流质饮食,如藕粉、代乳粉、粥、鸡蛋羹、面片汤等。以清淡、易消化为原则,少食多餐。不必盲目忌口,以防营养不良,抵抗力下降。伴有咳嗽、多痰的孩子,由于不会咳痰,往往咽到胃里,剧烈咳嗽还会引起胃部不适,若进食过多,容易出现呕吐。因此,家长要特别注意,不宜让孩子过量进食,不宜吃海鲜或过咸、过油腻的菜肴,以防引起过敏或刺激呼吸道,加重症状。

10. 可以退热的食疗粥

孩子发热总是让人心疼。不过当孩子发热时我们除了着急之外更应该想些实际的办法。饮食对孩子退热有辅助食疗的功效,家长可根据具体情况灵活选用。

(1)蔗浆粥:将青色新鲜甘蔗洗净后榨汁100毫升,粳米100克,加水煮成粥,每天分2～3次食用。

(2)麦冬粥:麦冬30克,煎汤取汁。用粳米100克,煮半熟时加入麦冬汁及冰糖适量,同煮成药粥,早晚服食。

(3)荷叶粥:新鲜荷叶1张,洗净煮汤500毫升,弃荷叶,用滤出的荷叶水加粳米100克,白糖适量煮粥,每天早晚食用。

(4)西瓜汁:新鲜的西瓜去子取瓤,榨汁,代茶频服。如发热不伴有其他症状,可以吃少量冰西瓜之类的冷饮,帮助降温、利尿。

最后要强调的是,对发热时食欲缺乏的孩子,千万不要勉强其进食，应顺其自然，待有饥饿感时再吃，但要注意补充水分。

11. 设法让孩子吃蔬菜

蔬菜含有丰富的维生素和矿物质，是人类不可缺少的食物种类。但是我们常常看到有的孩子不爱吃蔬菜，或者不爱吃某些种类的蔬菜。儿童不爱吃蔬菜，有的是不喜欢某种蔬菜的特殊味道；有的是由于蔬菜中含有较多的粗纤维，儿童的咀嚼能力差，不容易嚼烂，难以下咽，还有的是由于儿童有挑食的习惯。

在孩子小的时候给孩子吃蔬菜，可以避免日后厌食蔬菜。从 4 个月开始喂一些用蔬菜挤出的汁或用蔬菜煮的水，如番茄汁、黄瓜汁、胡萝卜汁、绿叶青菜水等，6 个月可以给孩子喂些蔬菜泥。孩子 8 个月的时候就可以给他们吃碎菜了，可以把各种各样的蔬菜剁碎后放入粥、面条中喂食。

饺子、包子等有馅食品大多以菜、肉、蛋等做馅，这些带馅食品便于儿童咀嚼吞咽和消化吸收，且味道鲜美、营养全面。对于那些不爱吃蔬菜的孩子，不妨经常给他们吃些带馅食品。

有的孩子不喜欢吃炒菜、炖菜等熟的蔬菜，而喜欢吃一些生的蔬菜，如番茄、水萝卜、黄瓜等，这些蔬菜有的可以生吃，有的可以做成凉拌菜吃。如果孩子不喜欢吃熟菜，可以让他适当吃一些生菜。

有辣味、苦味的蔬菜不必强求孩子吃。一些味道有点怪的蔬菜，如茴香、胡萝卜、韭菜等，有孩子不爱吃，可以尽量变换花样，如做带馅食品时加入一些，使孩子慢慢适应。

12. 好习惯要从小培养

儿童时期是培养饮食卫生习惯最重要的阶段，从小养成的饮食卫生习惯可使人终身受益。

饮食卫生习惯包括饭前洗手、正确使用餐具、进餐时不说笑、玩耍、吃东西要细嚼慢咽、不偏食、不吃零食和不拒食等。培养饮食卫生习惯：①从小开始。②进餐环境要求安静、幽美。③在进餐时，不宜责备儿童；在拒食时不要勉强他吃，可设法安排他与食欲良好的儿童同桌共餐。

13. 搭配合理才能营养齐全

(1)品种多样：儿童的膳食品种应当多样化，既有动物性食物也有植物性食物，还要有谷、豆、肉、蛋、奶、蔬菜、水果类、油脂类；以及糖类等各种调味品组合而成的混合食物。

(2)比例适当：机体对各种营养素的需求量应当有一定的比例。由于摄入到人体内的各种营养素之间存在着相互配合与相互制约的关系，如果摄入某种营养素超量不但对人体无益，甚至还有害。

(3)饮食定量：各种膳食营养素的摄入量应选定在合理范围内，摄入量过少将产生营养素缺乏症，过高将出现不良反应，二者都对健康不利。

(4)调配得当：我国营养结果表明，儿童维生素 A、钙、铁、锌和碘等摄入不足。主要原因是膳食结构不合理所致。

14. 如何给上学的孩子安排好三餐

给孩子安排膳食时应注意一些问题。

(1)膳食的多样化和合理平衡并保证足够的量。充足丰富的能量和营养素除满足儿童生长发育的需要外,还是提高学习效率、发展智力所必需的。

(2)安排好一日三餐,特别要保证吃好早餐,早餐所摄取能量应占全日总能量的30%。早餐不仅吃饱还要吃好,一般要有一定量的主食如面包、糕点、包子等,最好能有一定量的动物性食品如牛奶、鸡蛋、肉松等。早餐营养不足则使儿童上午精力不集中,影响听课效率。午餐也很重要,提供每日能量的40%,最好在学校食用由专门生产营养午餐的厂家提供营养丰富、卫生的营养餐。晚餐在家,一般家庭晚餐最丰富,但晚餐不宜过饱和过于油腻。

(3)培养良好的饮食习惯,少吃零食及含糖饮料,注意饮食卫生。

15. 让孩子吃饭岂能“强迫”

想让孩子改掉偏食挑食的习惯并不容易,要方法得当,有耐心。

(1)不能操之过急,要有耐心。

(2)不采用强迫、哄骗或威胁的方式,防止青少年产生逆反心理。

(3)保证早、中、晚三餐的正常饮食,少吃零食,孩子餐前有饥饿感就不会挑肥拣瘦了。

(4)父母以身作则,吃多种食物,对不吃蔬菜的孩子可菜肉混食,如吃饺子、菜饭等。

(5)根据孩子年龄进行营养教育,如在择菜或在厨房做菜时,结合当天食谱介绍食物营养,潜移默化地使孩子懂得吃多种食物是保证身体健康的需要。

16. 孩子发热不宜禁食

禁食是一种陈旧的观念。《红楼梦》里也有这样的故事,喝点粥,饿两顿,自然病就会好了。但从医学的角度来看,这种方式并不可取。除非孩子本身平衡功能被打乱,对油腻的食物产生反感,否则的话,孩子不能因发热、腹泻而禁食,只喝些粥之类。因为此时孩子的抵抗力下降,只有增加营养才能使他尽快恢复健康,这时期的家长千万不能特别限制孩子饮食,只要孩子自己有进食的欲望,父母还是应该满足。

17. 保健品不能替代食物

随着生活水平的提高,家长对孩子的照顾是越来越周到了。现在市面有了大量的孩子保健品,这无疑是为提高孩子的营养水平提供了一条可选之路。但是家长不要盲目让孩子吃保健品,因为保健品不能替代食物。

任何药物及保健品都有针对性,不是所有的孩子都适用。一般而言,如果一种保健品是通过正规厂家生产的,它肯定有科学论证,经过临床、实验等阶段,不会对孩子造成不良的影响。可是,要讲到效果,那就因人而异了。如果一个孩子各方面饮食比较均衡的话，一般来说就不需要特别补充什么营养素了。

孩子吃得太少，就得多给他添加额外营养素。将希望寄托在另外添加补充剂上，这些观点是不科学的。我们应该让孩子从合理的饮食中吸收营养素，不能将补充儿童型的保健品作为依赖对象，要调整孩子的饮食习惯，加强孩子进食能力非常重要，年轻的爸爸妈妈们千万不要本末倒置。

18. 夏天孩子为什么不爱吃饭

有不少家长有这样的疑问：为什么一到夏天孩子就不爱吃饭了？

夏天不想吃饭很正常，就像冬天时人们特别开胃一样。为什么会这样呢？因为随着气温的升高，人体皮下血管扩张，皮肤血流量是平时的3～5倍，全身的血流加快，相对而言胃肠道的供血就会减少。另外，孩子夏天老出汗，所以会补充很多水分。喝水多会让人有饱胀感，不想吃饭。还有到了夏天，消化液的分泌也会减少。这会导致胃肠蠕动速度减缓。同时，夏天不需要像冬天那样向人体提供大量的热能，所以人迟迟没有饥饿感。

中医学认为，夏天正处于暑湿气候，湿气比较重，在一定程度也会影响胃肠道的消化吸收功能。

19. 如何让孩子盛夏时有个好胃口

因为夏天孩子的消化道功能减退食欲下降，所以建议在日常饮食上一定注意以下几点。

(1)不要让孩子过多地吃生冷的食物,如冰棍、冰镇饮料或者啤酒等。

(2)在平时做饭时,调料不要太浓,要以清淡为主。多让孩子吃黑木耳、豆制品。可适当吃一些瘦肉或者鱼类,尽量少吃过于油腻或者高脂肪食物。

(3)多让孩子吃蔬菜,如黄瓜、苦瓜、冬瓜等,有助于清热祛火。

(4)火热夏季多吃点酸的食品对身体很有益处。味酸的食品不仅能健脾开胃,还可以防止拉肚子、肠胃炎等疾病。酸味食品有促进食欲的作用。

(5)天热孩子睡眠质量下降,也会影响脾胃功能,造成脾虚厌食,所以要保证孩子有充足睡眠。

(6)天热不想吃饭时,别让孩子抱着大西瓜啃。西瓜虽好,但是缺少人体需要的其他营养素。另外,西瓜本来就是寒性,冰镇西瓜更易损伤脾胃,不利健康。

(7)还有的人则喜欢靠咸菜、咸鱼来刺激食欲。让孩子少吃些吧!咸菜等食物里的致癌物质亚硝酸盐含量高,易刺激胃黏膜,且这些食物既没有营养,有些还加防腐剂,对健康不利,况且咸菜也不卫生,易得胃肠炎,应尽量少食,并注意保洁、保鲜。

(8)孩子食欲缺乏,一旦确诊为功能性消化不良,治疗首先应调整饮食。少给孩子吃冷饮、冷食,而应进食无刺激性的食物,避免不易消化的食物及饮用各种碳酸饮料,以减轻胃肠道负荷。

(9)如果孩子午餐时见饭就怕,家长可以“曲线救国”,

改为在早餐上下工夫，多吃牛奶、面包、鸡蛋等，午餐则吃面条、绿豆粥等。晚上睡觉前喝杯牛奶，以补充营养。

20. 夏季严防食物中毒

夏季也是食物中毒的高发期。孩子由于胃肠面积相对较大，肠壁的通透性较高，故摄入同等量的毒素会导致比成年人更严重的中毒症状。

(1)常见的食物中毒类型

①沙门菌食物中毒。主要因进食肉类、动物内脏、鱼类、蛋类等食物引起。一般在进食后6～24小时发病，大便呈黄绿色水样便，时有脓血、有里急后重感，若救治不及时，孩子有生命危险。

②葡萄球菌食物中毒。大多源于吃剩菜、剩饭，一般在进食后3小时内发病，病情来势凶猛，呕吐比腹泻更重。可吐出黄色苦水，不发热或低热。多数孩子可于1天后恢复。

③嗜盐菌食物中毒。多发生在吃了海鱼、海蟹、海蛤蜊或食盐腌制食物后8～18小时之间，临床症状主要有上腹部或肚脐周围出现阵发性绞痛，大便为洗肉水样或脓血便，但常无里急后重感。

④肉毒杆菌食物中毒。常因食用罐头、腊肠、咸肉或其他密封储存的食品。潜伏期为12～48小时或更长，不发热，少见呕吐、腹泻。主要症状有头痛、头晕、眼睑下垂、复视、瞳孔散大、说不出话、无法吞咽、呼吸困难。病情凶险，死亡率高达50%。

⑤大肠杆菌食物中毒。多由饮食不卫生或餐具污染所造成，多在进食后12小时内发病，腹泻较轻，无里急后重感，很少发热。

(2)预防食物中毒

①不要采摘、捡拾、购买、加工和食用来历不明的食物、死因不明的畜禽或水产品，以及不认识的野生菌类、野菜和野果，也不要食用变馊发酵的食品。

②购买和食用定型包装食品时要注意查看有无生产日期、保质期和生产单位。

③冰箱冷藏室温度应保持在10℃以下。从冰箱里取出来放置2小时以上的熟肉及禽类腌制品不要直接食用，应高温蒸透再吃。

④冰冻的肉类与禽类在烹调前应彻底化冻，再充分加热煮透。

⑤化冻的禽肉及鱼类不宜再次保存，鱼、肉等罐头食品保存期不要超过1年。

⑥进食后如出现呕吐、腹泻等食物中毒症状时要立即自行救治，可用筷子或手指刺激孩子咽部帮助催吐，尽快排出毒物，并及时到医院诊治。

21. 合理饮食帮孩子顺利度夏

漫漫炎夏，酷暑难熬。这个季节，孩子更需要妈妈们细心照顾。先说说饮食方面需要注意的事项。

(1)控制孩子吃冷饮：孩子喜欢吃冷饮，可是千万不能让孩子食用过多。冷饮吃得过多会引起孩子胃肠道疾病，同时也可能伤害孩子的牙齿。一般情况下，冷饮的温度要比胃内温度低20℃～30℃。胃黏膜受到过冷刺激后，黏膜血管强烈收缩，胃内分泌紊乱。胃酸、胃酶分泌锐减使胃的消化、杀菌、免疫能力大幅度下降。孩子胃黏膜非常娇嫩很易造成“冷食性胃炎”，出现腹胀、恶心、呕吐、消化不良等症。若冷饮不合格，还可造成细菌性胃肠疾病。过多食冷食还可影响孩子牙齿发育，尤其是在孩子的换牙期。所以夏天一定要控制孩子吃冷饮的量。

(2)吃熟食要小心：夏季蚊蝇较多细菌容易繁殖。食用熟食一定要倍加小心，尽量不食用直接买来的熟食。就是买了熟食，也要经过高温后再给孩子吃。

(3)不要吃剩饭：即使是放在冰箱中的剩饭，想吃也要加热后再吃。冰箱不是消毒箱，冷藏室中的细菌同样能污染食品。

(4)避免肠道传染病：夏季是肠道传染病的好发季节，如细菌性痢疾、大肠埃希菌性肠炎等。注意饮食卫生是阻断肠道疾病的有效方法。

(5)小心食用瓜果蔬菜：其实生食瓜果蔬菜是有一定的危险的。因为生的瓜果蔬菜上附着的虫卵，孩子生吃之后容易罹患肠虫症、胆道蛔虫病等疾病。

(6)孩子不宜食半生的食品：涮海鲜产品、涮肉、吃半生的淡水海螺、螃蟹等都可能会使孩子感染肺吸虫。

(7)让孩子勤洗手：孩子手上和指甲缝中存在蛲虫卵，通过口腔进入肠道使孩子患肠蛲虫病。

(8)多饮白开水：任何饮料都不能代替白开水。这样有助于孩子身体的代谢,夏天更为重要。

(9)注意补充食盐:孩子夏季出汗多,适当增加食盐的摄入,可以有效防治孩子出现电解质紊乱。

(10)摄入富含蛋白质的食物:夏季炎热食欲差,孩子要多食入蛋白质,以保证生长需要。

(11)要午睡:夏季日照时间长,晚间睡眠时间相对少,要让孩子午睡。这样不但可以提高孩子的免疫力,还能促进孩子的食欲。

以上就是夏季孩子饮食方面需要注意的事项。

22. 夏季腹泻的预防措施

夏季是婴幼儿腹泻的高发季节,而腹泻却又是破坏孩子肠道健康的首要因素。为了不让孩子的肠道受到伤害,父母应把好他们的饮食“关”。如何让孩子有个好胃口,同时又避免腹泻。

(1)夏季是大肠埃希菌最容易滋生的季节,它们分泌出的毒素对孩子的肠道有极大的危害。

对策:热天尽量不增添不易消化的辅食。

(2)注意饮食卫生。夏季蚊蝇较多,而蚊蝇又是传播肠道疾病的媒介。没有接种过乙脑疫苗的孩子,更易被传播上其他疾病,即使是接种了乙脑疫苗也有被传染的可能。

对策:父母不要让孩子吃剩饭剩菜,并养成饭前便后洗手的良好习惯。

(3)少吃冰棍等冷饮品。如果过多摄入冷饮,轻者刺激胃肠黏膜,使血管收缩,导致胃肠道分泌紊乱,诱发“冷食性胃肠炎”，出现腹胀、恶心、呕吐、消化不良等症状；重者可能引起肠套叠（一段肠管套进另一段肠管之中），导致肠梗阻，危及孩子的生命。

对策：多安排些清淡爽口、蛋白质丰富且易消化的食物。油腻、多糖的食物要限制，西瓜、水果、绿豆汤、冬瓜汤等天然防暑降温食品可多吃。

（4）夏季，高温的天气让孩子消耗量不断增大，只有多补充营养才能保持身体的“收支平衡”。可是，在这个季节里，孩子普遍胃口不佳，为了保证他们生长发育必需的营养，我们建议父母灵活改善孩子的饮食。

对策：夏季最好让孩子多吃清淡、易消化、少油腻的食物。夏季是瓜果蔬菜的旺季，黄瓜、番茄、莴笋、扁豆、毛豆、丝瓜等富含多种维生素和胡萝卜素、矿物质等物质，可以开动脑筋，用这些新鲜时令的蔬菜做些清凉爽口、色彩鲜艳、清淡而有特色的凉菜。同时，添加一点特殊的作料更可防病抗暑，一举两得。

巧加作料助消化：在菜中加入蒜泥，既能使凉菜更加清凉可口，又有助于预防肠道传染病。在菜中加点醋，也能增进孩子食欲、帮助消化吸收。

（5）夏季对人体影响最主要的因素是暑湿之毒，暑湿侵入机体后会导致毛孔张开，过多出汗造成气虚，还会引起脾胃功能失调，食物消化不良等。

对策：让孩子多吃些凉性蔬菜有利于生津止渴、除烦解暑、清热泻火、排毒通便。

夏季的凉性果蔬：如苦瓜、丝瓜、黄瓜、菜瓜、甜瓜等。

（二）科学的饮食结构帮孩子少生病

23. 饮食中的免疫保护

宝宝到1岁时体内的抵抗力水平相当于成年人的60%，到3岁时已经相当于成年人的80%。1～3岁是宝宝免疫力较低的危险期，在此特殊时期如何从营养方面提高宝宝的免疫力呢？

有计划地添加促进免疫的食物或免疫制剂。食物中可以提高免疫力的物质主要包括多种维生素和微量元素，其中以维生素A、维生素C、维生素D及微量元素锌作用更明显。这些物质均存在于各种食物中，如维生素A含量丰富的食物有动物性食物（主要是肝脏、奶粉、螃蟹和蛋类）和植物性食物（主要是胡萝卜、小白菜、油菜、菠菜、空心菜、香菜、韭菜等），动物性食物直接含维生素A，而植物性食物中胡萝卜含有胡萝卜素，到人体内再变成维生素A。维生素C含量丰富的食物有柠檬、橙子、番茄、青椒等。阳光照射皮肤产生维生素D是体内维生素D的主要来源。在食物中维生素D含量相对高一些的有动物肝和蛋黄等。微量元素锌含量丰富的食物有鱼、蛋、肉、肝、豆、谷等。

乳类中含有各种免疫相关的营养素都不多，所以在宝宝2～3个月时，就要根据宝宝的胃肠道耐受情况，补充各种免疫相关的营养素，如新鲜果汁、菜汁、蛋黄、鱼泥、番茄等。又由于食物中所含的营养素种类有明显的差异，而人体要获得尽可能广泛的种类，因此需要饮食品种多样化，这样才能保证各种维生素和微量元素的供给。这里要提醒家长，从食物中补充再多也不会发生中毒。如果宝宝由于饮食困难或患疾病时胃肠功能差，只有通过补充药物制剂，如各种维生素AD制剂、维生素C片、葡萄糖酸锌、复合维生素B等，以提供机体的需要和保护免疫功能，不过应在医生指导下补充，以免过量使宝宝中毒导致不良后果。

24. 多吃蔬菜有助于宝宝健康成长

千万别小瞧蔬菜，它对宝宝的生长发育作用强大，妈妈一定要认真地让宝宝吃好蔬菜。可这件事情说起来简单，里面却是大有学问。蔬菜对宝宝成长有四大作用。

(1)蔬菜是人体维生素的重要来源。蔬菜和水果中含有维生素C和维生素A的胡萝卜素，以及维生素B_1、维生素B_2及烟酸、维生素P等。维生素C能防治坏血病，尤其是绿叶蔬菜；维生素A可保护视力，防止眼干燥症及夜盲症。

(2)蔬菜中含有钙、铁、铜等矿物质，其中钙是宝宝骨骼和牙齿发育的主要物质，还可防治佝偻病；铁和铜能促进血红蛋白的合成，刺激红细胞发育，防止宝宝食欲缺乏、贫血，促进生长发育；矿物质可使蔬菜成为碱性食物，与五谷和肉类等酸性食物中和具有调整体液酸碱平衡的作用。

(3)蔬菜中丰富的纤维素能刺激胃液分泌和肠道蠕动，增加食物与消化液的接触面积，有助于宝宝消化吸收食物，促进代谢废物排出，防止便秘。

(4)有些蔬菜含有挥发性芳香油，味道特别，如姜、葱、蒜等含有辛辣香气。这种独特的香气有刺激食欲的作用并可防治某些疾病。

25. 如何为孩子选择健康蔬菜

为孩子选好健康的蔬菜也是一门学问。

(1)选择无污染的蔬菜:野外生长或人工培育的食用菌及人工培育的各类豆芽菜都没有施用农药,是非常安全的蔬菜;果实在泥土中的茎块状蔬菜,如鲜藕、土豆、芋头、胡萝卜、冬笋等也很少施用农药;有些蔬菜因抗虫害能力强而无需施用农药,如卷心菜、生菜、苋菜、芹菜、菜花、番茄、菠菜、辣椒等;野菜营养非常丰富,一般没有农药污染。

(2)多选吃颜色较深的蔬菜:研究发现,蔬菜的营养价值高低与蔬菜的颜色密切相关。一般来讲,颜色较深的蔬菜营养价值高,如深绿色的新鲜蔬菜中,维生素 C、胡萝卜素及矿物质含量都较高。另外,胡萝卜素在橙黄色、黄色、红色的蔬菜中含量也较高。研究表明,绿叶蔬菜有助于预防阑尾炎,红色蔬菜有助于缓解伤风感冒的症状。

(3)各色蔬菜都要吃:蔬菜主要有绿色、黄色或红色等几种颜色。绿色蔬菜是指叶绿素含量较多的蔬菜。黄色或红色蔬菜是指以类胡萝卜素或黄酮类色素为主的蔬菜。研究证实,蔬菜的颜色与营养含量有直接关系。一般来讲,绿色蔬菜优于黄色蔬菜,黄色蔬菜优于红色蔬菜;但不同颜色的蔬菜也是各有所长,并不是说一种蔬菜所有的营养成分都高于另一种蔬菜。饮食上应该多种蔬菜合理搭配,营养价值互补才能促进身体健康。

(4)多吃新鲜时令蔬菜:反季节蔬菜主要是温室栽培的大棚蔬菜,虽然外观很吸引人,体积也很大,但营养价值与新鲜时令蔬菜是不一样的。反季节蔬菜不如新鲜时令蔬菜营养价值高,味道也差一些。

营养专家指出,无论什么季节吃蔬菜都应以新鲜为主,因为所有蔬菜中都含有维生素 C。它的含量多少与蔬菜的新鲜程度密切相关。蔬菜存放得时间越长,维生素 C 丢失得越多。所以,蔬菜最好是现吃现买。

26. 有些食物需要有节制的吃

除了零食,有些食物也是孩子爱吃的。只是什么都有个度,过度会伤害健康。

(1)橘子:橘子营养丰富。但是橘子中含有叶红素,吃得过多容易产生“叶红素皮肤病”,腹痛、腹泻甚至骨病。故孩子吃橘子一天不宜超过 4 个(中等大小的)。

(2)菠菜:菠菜中含有大量草酸,草酸在人体内遇上钙和锌便生成草酸钙和草酸锌,不易吸收而排出体外。孩子生长发育需要大量的钙和锌,如果体内缺乏钙和锌不仅可导致骨骼和牙齿发育不良,而且还会影响智力发育。

(3)鸡蛋:鸡蛋虽然是营养成分比较全面的食品,但吃得过多会增加体内胆固醇的含量,容易造成营养过剩导致肥胖。鸡蛋吃得太多还能增加胃肠、肝肾的负担引起功能失调。故孩子吃鸡蛋每天不宜超过 3 个。

(4)咸鱼:各种咸鱼都含有大量的二甲基亚硝酸盐,这种物质进入人体后会转化为致癌性很强的二甲基亚硝胺。

研究表明，在10岁前开始常吃咸鱼的人成年后患癌症的危险性比一般人高30倍。故孩子不宜常吃或多吃咸鱼。

(5)罐头：罐头食品在制作过程中都加入了一定量的食品添加剂，添加剂有微量毒性对成人影响不大，但对正在发育时期的孩子却有很大影响。食品添加剂不仅会损害孩子的身体健康而且容易造成慢性中毒，故孩子不宜多吃罐头。

(6)方便面：方便面含有对人体不利的食用色素和防腐剂等，常吃或多吃容易造成孩子营养失调、影响生长发育和身体健康。

(7)烤羊肉串：羊肉串等火烤、烟熏食品，在熏烤过程中会产生强致癌物，孩子如果常吃或多吃这些焦化食品致癌物质可在体内积蓄，成年后易发生癌症。

(8)浓茶：浓茶中含有大量鞣酸，鞣酸在人体内遇铁便生成鞣酸铁，难以被人体吸收，容易造成人体缺铁。孩子缺铁不仅会发生贫血而且还会影响智力发育。因此儿童不易喝浓茶。

27. 儿童喝水要适量

儿童生长代谢旺盛，对水的需求量比成人多，但是儿童的水代谢器官功能还未完善，调节和代谢功能差，容易出现水代谢障碍，若让孩子喝水过多反而会影响健康。若儿童一次或多次饮用过多的水而肾脏对过多的水分未能及时排出，便会导致细胞内外渗透压降低，可能会出现头昏脑涨、甚至意识障碍等“水中毒”现象。

此外，儿童排尿的调节功能还很不稳定，若喝水太多可致排尿“开关”失灵，导致尿频或遗尿，还可能出现神经性排尿困难。所以，家长对儿童每日的饮水量应有所控制。

根据生理需要量，儿童每日饮水量应为：1 岁以下 700 毫升左右；2～3 岁 780 毫升左右；4～7 岁 950 毫升左右；8～9 岁 1 050 毫升左右；10～14 岁 1 100 毫升左右。其余可从食物中获得。

28. 饮水也要讲科学性

饮水是生理需要。那么喝水有哪些学问呢？

(1)饭前适当饮水好：人体每天所消耗的水分约 2 500 毫升，除了体内物质代谢氧化生成 300 毫升水外，每天至少要补充 2 200 毫升水。这些补充的水分安排在三餐前 30～60 分钟饮进为宜。因为食物消化过程离不开消化液，即唾液、胃液、胆汁、胰腺液、肠液，而这些消化液中主要成分是水。饭前空腹饮水，水在肠胃停留时间很短，便被小肠吸收进入血液，60 分钟左右便可以补充到各组织细胞之中。从而满足了消化腺体分泌消化液时所需的水分，有利于食物的消化吸收。三餐前饮水分配量并不完全一样。一般来说早餐进水量要多些，中、晚餐要少些。这是因为清晨人体经过一夜的睡眠，体内损失水分较多之故。空腹饮水以温开水为宜，不宜饮浓茶和食盐水。因为茶水有利尿作用，从而影响人体的水平衡；食盐水能进入血液和组织中，却不能进入细胞。

儿童全身的器官都处于一个相对稚嫩的阶段，消化系统各器官分泌的消化酶活力较低，量也比较少。因此，儿童在饭前 60 分钟左右饮点水，可以及时地把水补充到全身各个组织细胞，保证消化器官分泌出必要的、足够的消化液来促进食欲，帮助食物的消化吸收。特别是在早饭以前，因一夜睡眠之后人体损失的水分较多，多喝点水就显得非常必要。儿童进食时有点汤水有助于溶解食物，促进对食物的消化吸收。如果儿童饭前不喝水，吃饭时又无汤水，那么饭后会因胃液的大量分泌而产生口渴，这时再喝水就会冲淡胃液，影响食物的消化吸收。

(2)不要等口渴了再喝水：人们生活习惯都是以口渴与否来决定喝水，实际上这是不大科学的。因为口渴表示人体水分已失去平衡，细胞已开始脱水，当达到一定程度时才会通过神经系统传递到大脑，这时中枢神经才"下达"饮水令，此时饮水实际已晚。

29. 孩子喝果汁要适度

提到果汁，家长都认为是健康食品，孩子喝得越多越好。实际上儿童饮用果汁要适度。

在美国，儿童是最大的果汁消费人群。纯果汁中含有丰富的维生素C，应该说是一种健康食品。但科学研究表明，儿童过量饮用会造成营养不良。多数果汁都不含蛋白质、脂肪、矿物质、纤维素、维生素C以外的其他维生素类，而是含有大量的糖类，大量摄入可导致儿童腹泻、腹痛、腹胀及胃胀气。因此果汁并不能提供真正的营养成分。100%纯果汁是健康食品，但过量摄入会导致腹泻、胃肠病、营养不良、牙齿腐蚀等不良后果。

儿童整日抱着瓶子、杯子不停地喝，甚至在睡觉前也喝会对牙齿造成伤害。有些果味饮料并非100%的纯果汁，其中添加的甜味剂、人造香料及其他化学成分会对儿童健康造成不良影响。

鉴于上述原因，建议：①1～6岁的儿童每天摄入果汁的量不得超过113～170克。②7～18岁的孩子每天摄入果汁的量不得超过227～340克。③对所有年龄段的孩子来讲，吃水果比喝果汁好。

30. 儿童饮食要把好三个环节

饮食是否合理，直接影响到孩子的健康。

(1)调整三餐食谱，要尽量不让孩子吃不易消化、油腻的食物，平时孩子的饮食应多吃一些富含维生素与微量元素的易消化食物，胡萝卜、鹌鹑蛋、粳米、甘蓝、香菇等食物就是不错的选择。其中，胡萝卜最值得推荐，因为它含有丰富的β胡萝卜素，可以保持孩子上呼吸道与消化道黏膜的完整性。另外，β胡萝卜素可以增强孩子对病原微生物的抵抗力，防止春季易发生的感染性疾病，从而为孩子春季养生提供一个良好的内环境。柑橘、黄绿色蔬菜等含胡萝卜素也很丰富可多安排。应该在孩子的饮食中加入少量的杂粮，帮助孩子平衡营养。

(2)烹调尽量多用以水为传热递质的方法，如汤、羹、糕等，且要注意保温，以利于脾胃的消化吸收。少用煎、烤等以油为递质的烹调方法，太过油腻或质硬的食物会损伤孩子稚嫩的脾胃。

(3)注意饮食要有节制，不要让孩子暴饮暴食，防止过饱伤及脾胃，一定要使孩子的脾胃始终保持良好的状态，这样孩子才会一直有旺盛的食欲。

以上三点须多注意，这样孩子就可以有一个健康的好胃口。

31. 健脑食物哪里找

父母都希望自己的孩子健康聪明，要实现这美好的愿望就必须掌握一些科学知识。

儿童时期是生长发育的重要时期，这个时期，孩子对各类营养素要求比例要合适。父母要使孩子的大脑发育良好就需要供给合理的和充足的营养物质，如动物的奶肉蛋类，以牛奶、鸡蛋及动物的心、肝、脑等为首选品。牛奶含有丰富的蛋白质和人体必需的氨基酸与磷脂、铁等，鱼和动物的心、肝、脑等也含有丰富的蛋白质、钙、磷、维生素。这些食物对人的大脑发育有重要的意义。

在粮食和硬壳食物中，大豆含有一定量的蛋白质；玉米含有脂肪和钙、磷、铁等矿物质及谷氨酸，因此玉米具有促进脑细胞新陈代谢的作用；松子、大枣和核桃也含有很高的蛋白质、脂肪、糖、磷，这些营养素能滋补大脑。

32. “损脑”食物要少吃

在了解什么是健脑食物后，我们一起来了解一下哪些食品会“损脑”，我们应该尽量少给孩子吃。

（1）白糖：白糖是典型的酸性食品，如果饭前多吃含糖分高的食物害处尤其显著。因为糖分在体内过剩会使血糖上升，孩子会感到腹满胀饱。长期大量食用白糖会引起肝功能障碍。因此，为了保护孩子的智力，尽量少让孩子吃白糖及用白糖制作的糕点饮料等。

科学实验证明，在酸性食物中，对孩子身体健康危害最大的是糖。孩子吃白糖过多不仅容易发胖，而且糖汁留在牙缝里容易造成龋齿。长期过量地食用白糖易使孩子形成酸性体质和酸性脑，严重影响孩子的智力发展。

(2)精米、白面类：精米、白面类是生活中常食用的食品，颇受人们的欢迎。然而在制作的过程中，有益的成分已丧失殆尽，剩下的基本上只是糖类。而糖类在体内只能起到“燃料”的作用。因此这些不是益脑食品，而是损脑食品。

(3)咖啡：咖啡是世界三大饮料(咖啡、可可、茶叶)之一。据科学分析，咖啡具有提神之功效。有人认为，咖啡是一种兴奋剂，有利于大脑清醒，其实不然。咖啡所含的咖啡因是一种生物碱，对人大脑有刺激作用，以致引起兴奋。在咖啡的影响下，向大脑输送的血液会减少，过多地喝咖啡会严重影响孩子的智力发展。

(4)肉类：在生活中，不少父母为了使自己的孩子身体健康，天天给孩子食用多种肉类食品，几乎一日三餐都煮肉汤或者是煮肉粥给孩子吃。殊不知，过多吃肉对孩子的大脑发育很不利。

据科学分析，人体呈微碱性状态是最适宜的，偏食肉类则会使人的体液趋向酸性。如果长年累月地积累酸性物质便会导致大脑反应迟钝。科学研究证明，孩子的膳食中，肉的成分偏高会严重地影响孩子的智力发展。

33. 多吃绿豆芽的好处

绿豆芽是由绿豆经处理后的食品，其中营养成分比绿豆的含量成倍提高。绿豆在发芽过程中，蛋白质所含的氨基酸可重新组合，使绿豆中较为缺乏的氨基酸大幅度提高，并使氨基酸的比例更适合人体的需要，从而提高了绿豆芽的营养价值；绿豆通常不含维生素 C，但经发芽后含维生素 C 十分丰富，尤其发芽 4～7 天的，每 100 克芽含维生素 C 达数百毫克，如果在发芽时有日光照射，则维生素 C 还要明显提高。绿豆芽中还含有丰富的烟酸、维生素 B_2、维生素 B_1 及胡萝卜素。中医学认为，绿豆芽味甘、凉、无毒，经常食用可清热解毒，利尿除湿，绿豆芽好烹饪，又好消化，是有益于孩子的食品。

（三）纠正不良的饮食习惯

34. 偏食是极为有害的习惯

无论从营养的角度还是从身体健康、生活习惯等方面来看，偏食都是极为有害的饮食习惯。

从营养的角度来看，偏食、挑食都会损害身体健康，因为人体的生长需要多种营养素，这需要人们吃各种各样的食物。我们身体中所需要的多种维生素、矿物质和粗纤维等营养素存在于各种不同的食物中。

例如：玉米面中含有脂肪、蛋白质、胡萝卜素、维生素，而黄豆中除了含有蛋白质、脂肪外，还含有磷、钙等物质，可以维护我们体内电解质的平衡，对促进肌肉收缩、加强神经兴奋传导有很大作用。每种食物对人体的作用都各有侧重，世界上至今还没发现包含各种营养素的食物。所以，我们必须在饮食时摄取各种食物中的营养。

从健康的角度看，如果孩子总是偏食，一顿饥一顿饱，那么在吃得过饱时就会影响食物的消化吸收。反之，如果吃得过少或根本不吃，胃就会由于得不到填充而产生机械性损伤；另外，从对孩子的教养来看，也不该偏食或挑食。去朋友家做客时曾看到这样一个场面：餐桌上有一盘大对虾，主人的孩子对别的菜一口不吃，却把大虾端到自己面前，吃得盘子见底儿为止，显得缺少教养。如果家长不及时纠正孩子偏食的习惯就会使孩子养成自私自利、贪食、不尊重他人的坏作风，而且对健康也无益。

35. 孩子为什么会厌食

孩子厌食症比较常见，这种症状往往会影响孩子正常的生长发育，家长也常为此苦恼。那么这种病容易纠正吗？应采取哪些治疗措施呢？

在治疗时，首先应认真考虑引起孩子食欲减退的病因，针对病因治疗。具体情况可以分为以下几种。

(1)因为全身性或胃肠道疾病导致的厌食，应积极治疗原发病。这样随着疾病的恢复，孩子的食欲可以逐渐增加。

(2)如果食欲减退的原因是由于服用某些药物引起，应在医生指导下停止用药并及时给孩子更换其他药物。

(3)如果是因为孩子的不良饮食习惯造成的厌食，应该纠正原有的不良习惯,并逐渐培养良好的饮食习惯。如一日三餐定时定量,吃零食要适当节制。另外要注意孩子食物中的各种营养成分的搭配,高糖、高蛋白的食物不要摄入过多;同时应给孩子创造一个良好的就餐环境,轻松、愉快、随意,切不可强迫喂食,更不应在进餐时批评训斥孩子。此外,应该训练孩子自己进食。要知道,鼓励孩子自己使用餐具反而会增加他们进食的兴趣。还应注意及时纠正孩子偏食、挑食的坏毛病;并注意夏季不可食冷饮过量。

(4)经医生检查诊断为锌缺乏的孩子,须在医生的指导下服用锌制剂 1～3 个月。

治疗时要针对以上情况对症治疗,主要目的在于恢复孩子的消化功能。顽固性厌食最好请中医大夫进行辨证施治,根据实证或虚证服用中药加以调理。最后,想说明的是孩子厌食是常见病,但要纠正起来也并不十分容易,需要家长有耐心。

36. 鲜美食物可引起“美味综合征”

现在一些年轻的父母见孩子胃口不好而不愿吃饭时,往往会在菜肴中多加些味精。他们以为这样会使饭菜味道鲜美,可以刺激孩子的食欲;也有人让孩子一次进食大量美味的鸡鸭鱼肉,从不加控制,这种做法是不可取的。

味精的主要成分是谷氨酸钠。医学专家研究发现,味精(即谷氨酸钠)进入人体后,在肝脏中被谷氨酸丙酮酸转移酶转化,生成谷氨酸后再被人体吸收。近年,德国的科学家通过研究证实,过量的谷氨酸能把孩子血液中的锌逐渐带走，导致机体缺锌。大量食入谷氨酸钠，能使血液里的锌转变为谷氨酸锌，从尿中过多地排出体外。

缺锌会对孩子造成什么样的损害呢？

锌是人体内重要的微量元素，具有维持人体正常生长发育的作用，对于孩子来说更是不可缺少的。而孩子一旦缺锌，便可出现味觉迟钝，甚至厌食，日久造成智力减退、生长迟缓、性晚熟等不良后果。一味追求食物的鲜美，还会使孩子产生美味综合征。

鸡、鸭、鱼、肉等美味食品中含有较多的谷氨酸钠，它是味精的主要成分，食入过多会使新陈代谢出现异常，导致疾病的发生，这就是美味综合征。美味综合征一般是在进食后 30 分钟发病，出现头昏脑涨、眩晕无力、心慌、气喘等症状，有些孩子会表现为上肢麻木、下肢颤抖，个别的则表现为恶心及上腹部不适。

对于正在生长发育的孩子，美味佳肴不可一次吃得过多。孩子的自控力差，容易偏食，父母在饮食上一定要把关，有粗有细，荤素搭配，不可暴饮暴食，引起“美味综合征。”

37. 损害肠胃的汤泡饭

许多人爱吃酱油泡饭、菜汤泡饭、茶泡饭，这些人可能都听过一句俗语：“汤泡饭，嚼不烂。”可能有人会问：“这汤泡过的饭，软了，容易下咽了，挺适合老人孩子吃的，为什么会说它嚼不烂呢？”其实，这句话主要是告诉大家，汤泡饭并不如大家想象的那么容易消化。相反，长期吃还会导致消化功能减退，从而引起各种疾病。

研究表明，人在进食时，首先会在口腔内进行初步的消化。坚硬的牙齿如同一部巧妙的“粉碎机”，将大块食物切磨成细小颗粒。同时唾液腺不断分泌唾液，舌头不断搅拌使食物和唾液充分混合。唾液中的淀粉酶能使淀粉分解成甘甜爽口的麦芽糖，便于胃肠进一步消化吸收。

块状食物会刺激舌的味觉神经，反射性传到大脑，使大脑发出信息，“通知”胃、肠、胰腺等部位做好接受食物的准备。接到“命令”后，胃、肠、胰液相继分泌，胃肠蠕动增强，从而加速胃肠道对食物营养的消化吸收。

而吃泡饭就不一样了；饭和汤水混在一起，食物在口腔内还未嚼烂，就滑到胃里去了。食物没有经过充分咀嚼，唾液分泌得少，与食物混合搅拌不均匀，淀粉酶也会被汤水稀释。再加上味觉神经没有受到应有的刺激，胃肠道反射性的消化液分泌也有所减少。因此，食物的消化将受到影响，营养也不能被完全吸收。同时，有些食物还没来得及被咀嚼，就被整个吞下，这必将加重胃肠负担。长此以往，胃肠功能紊乱、胃肠消化不良等疾病就出现了，严重影响身体健康。

对处于生长发育期的孩子来说，吃泡饭危害更严重。因为长期食用泡饭不仅容易让孩子养成囫囵吞枣的不良饮食习惯，还会妨碍孩子胃肠的消化吸收功能。此外会使孩子的咀嚼功能减退，使咀嚼肌萎缩。严重的还会影响孩子成年后的脸型。

这里还要特别提及的是两个区别：第一，饭前喝汤和吃泡饭是两回事，要区别开来。饭前少量喝汤，不但能湿润口腔和食管，并能刺激口腔和胃产生唾液和胃液，有助于消化。第二，吃稀饭和泡饭也不同，因为稀饭质地较细，水煮后淀粉分解成易被胃肠所吸收的糊精，不会影响消化功能。

总之，吃泡饭是一种不良的饮食习惯，不论是汤泡饭、茶泡饭、酱油泡饭都不应该吃。而且不论吃什么食物，都要养成细嚼慢咽的好习惯。

38. 西式快餐与哮喘

孩子经常吃营养不均衡的西式快餐容易患哮喘病。

哮喘是常见的儿童慢性病之一。全世界约有 1.5 亿哮喘患者，并且发病率增长很快。科学家对一些孩子的饮食习惯和哮喘发病率进行研究，将 100 个哮喘孩子与 200 名普通孩子相比较，结果发现，蔬菜、牛奶、维生素 E 和矿物质摄入不足的孩子哮喘发病率比其他孩子高出 2～3 倍。调查表明，经常吃西式快餐的城市孩子哮喘的发病率高，而保持传统饮食习惯的农村孩子发病率低。传统饮食包括牛肉、羊肉、米饭、蔬菜、水果等。

此外，过去 30 年来苏格兰孩子哮喘发病率急剧增加。经研究发现，与快餐食品摄入量太多、新鲜水果和蔬菜摄入量减少有关。

39. 不要让零食喧宾夺主

贪吃零食是儿童不良饮食行为的突出表现，绝大部分孩子都有这个天性。水果、饼干、糖果、点心、膨化类食品都是他们常吃的零食。但抱着零食不放就会影响正餐的食欲，容易引起消化不良。

当然，零食也不是完全不能吃。生长迟缓的孩子在两餐之间吃点零食可以补充体内营养成分。上学的孩子在两餐之间可以吃一些零食，但不宜过量，要选择高营养、糖分合适的食品。

40. 弊多利少的零食

零食是孩子爱吃的东西，可是有些零食吃了之后会给孩子的健康造成不利影响。家长一定要控制孩子对零食的摄入。

(1)果冻：果冻不是用水果汁加糖制成的，而是用增稠剂、香精、酸味剂、着色剂、甜味剂配制而成。这些物质对人体不仅没有任何营养价值反而有一定毒性，多吃或常吃会影响孩子的生长发育和智力健康。

(2)泡泡糖：泡泡糖中的增塑剂含有微毒，其代谢物苯酚也对人体有害。再者孩子吃泡泡糖的方法很不卫生，容易造成胃肠道疾病。

(3)糖精：目前孩子食用带甜味的食品和饮料大都加入了糖精。据研究表明，大量食用糖精会引起血液、心脏、肺、末梢神经疾病，损害胃、肾、胆、膀胱等脏器。因此我国规定，在病人和孩子食品中不得使用糖精。

(4)爆米花：爆米花的含铅量很高。当铅进入人体时会损害神经、消化系统和造血功能。孩子对铅的解毒功能弱，常吃、多吃爆米花极易发生慢性铅中毒，造成食欲下降、腹泻、烦躁、牙龈发紫，以及生长发育受阻等现象。

(5)葵花子:葵花子中含有不饱和脂肪酸,孩子吃多了会消耗体内大量的胆碱,影响肝细胞的功能,还能造成“津亏”,从而使孩子出现干燥症。

(6)可乐饮料:可乐饮料中含有一定量的咖啡因。咖啡因对中枢神经系统有兴奋作用,对人体有潜在的危害。由于孩子各组织器官尚未发育完善,抵抗力和解毒功能弱,所以咖啡因对孩子的危害会更大一些。孩子不要多喝可乐饮料。

(7)巧克力:孩子食用巧克力过多会使中枢神经处于异常兴奋状态,产生焦虑不安、肌肉抽搐、心跳加快等症状,而且会影响食欲。

41. 如何预防“水中毒”

防止“水中毒”的办法很简单。就是掌握正确的喝水方法:先用水漱口,润湿口腔和咽喉,然后喝少量的水,停一会儿再喝一些,这样分几次喝就不会出现“水中毒”症状了。大量出汗后,及时补充点淡盐水更利于身体健康。若不习惯喝含盐饮料,可以将菜炒稍咸一点儿食用。

另外,有关科学研究表明,人体有个“报警机构”,当体内缺水时就有口渴感。因此,到口渴时才饮水就已经迟了,要保持体内有适量的水分就要“主动饮水”,即在口未感到渴时就喝水。

42. 多动症与常喝饮料有关

随着天气逐渐变暖,一些家庭又开始大量采购饮料作为日常饮水。殊不知，在合家爽口快心的同时却对孩子的健康成长埋下了祸根。

事实上，饮料对儿童并不适宜，更不能用来代替饮水。因为饮料内加入了大量的咖啡因，咖啡因是一种中枢神经兴奋药，它属于毒麻药品管理范围。咖啡因服用量超过1 000毫克者便可能出现烦躁不安、呼吸加快、失眠、心动过速、耳鸣眼花、恶心、呕吐等中毒症状，成年人对咖啡因特别敏感。此外，饮料中还普遍含有糖类、防腐剂等添加剂的成分，这些物质都有可能对孩子的大脑功能造成极大的伤害。

科学研究证明，儿童多动症、抽动症的重要原因之一就与过多的饮用含有咖啡因的饮料有关。儿童多动症是大脑功能轻微失调造成的一种心理障碍性疾病。主要表现为注意力不集中，自控能力差，冲动任性，学习困难，脾气大等。而抽动症则表现为不自主的、交替出现的、反复发作的刻板式眨眼、摇头、耸肩、甩胳膊等。临床发现，因长期大量用饮料代替喝水而导致的多动症、抽动症占临床病例的10%～15%。

除此之外，喝饮料过多还会造成孩子腹胀、食欲缺乏、营养不良等，从而从根本上影响了孩子的生长发育，因而家长们切记少给孩子们喝饮料。

43. 常饮碳酸饮料有损骨骼和肠胃

常饮碳酸饮料会影响人体骨骼健康。经常大量饮用碳酸饮料的青少年发生骨折的危险是其他青少年的3倍。碳酸饮料对人体健康的危害是长期的。它不但影响儿童时期的骨骼发育，而且容易导致中老年人，特别是妇女在更年期时出现骨质疏松。碳酸饮料中所含的磷酸成分被认为是造成上述后果的原因。

一百多年来，人们对可口可乐的兴趣主要在于配料中令可乐如此可乐的神秘物质，磷酸成了被关注的焦点。

目前还有另一种看法，认为碳酸饮料的危害在于它在很大程度上代替了日常饮食中的牛奶摄入，从而影响了人体对钙的补充。

人体是非常奇妙的，一种元素摄入过多就会干扰另一种元素发挥作用。就像做面包，各种成分的比例一旦改变，口味就截然不同。所以大量饮用碳酸饮料可能会引起钙、磷比例失调。

还有营养学家认为，大量饮用汽水、碳酸饮料及泡腾饮料释放出来的二氧化碳会引起儿童腹胀，肠胃功能紊乱，从而影响对钙的吸收和利用。

碳酸饮料包括哪些：①在经过纯化的饮用水中压入二氧化碳气的饮料。②在糖浆中加入果汁（或不加果汁）、酸味剂及食用香精等制成调和糖浆。然后加入碳酸水（或调和糖浆与水按比例混合后，吸收碳酸气）而制成饮料。

44. 常吃低脂食物使孩子营养缺乏

我们知道，如果从儿童时代就开始吃低脂肪食品，成年后患心脏病的危险会减少，因而低脂肪食品一度畅销不衰。然而，长期让少儿吃低脂肪食品会使他们患营养不良综合征，严重妨碍少儿的生长、发育。据不久前的一项调查表明，吃低脂肪食物的儿童占我国儿童总数的1/10，他们缺乏足够的维生素B_1、烟酸、维生素B_2等营养物质。

45. 警惕儿童进食过程中的意外伤害

食物呛入气管引起窒息、烫伤，这些意外事故往往会对家庭和孩子造成不可弥补的永久伤痛。那么如何做好儿童的饮食安全，避免这些意外伤害呢？

孩子进餐时不要逗笑或哭闹。大笑或打骂恐吓时容易将食物误吸入气管，引起窒息。

进食时不要将热汤、热粥、热水瓶等放在桌边，防止孩子伸手抓后烫伤。

孩子进食时不要在他面前铺餐巾。孩子好奇、探索性强，喜欢去拉餐巾，容易将桌上的热汤、热菜一起拖拉下来。也不要让孩子拿筷子当玩具玩耍，一旦不慎容易戳伤眼睛和身体。

外出就餐时尽量给孩子安坐在有靠背的孩子专用座椅上，并用围带护身，这样能避免孩子坐不稳跌跤。而且在外就餐时一定要有大人专门看护孩子，不要让孩子一个人在餐厅内奔跑，以免撞到送菜的服务员，导致热汤水洒到孩子身上引起烫伤。

46. 不可小视儿童“甜食综合征”

孩子生来爱吃甜的食物。食物中甜味主要来自糖分。糖是人体必不可少的养料，它参与构成身体的组织并通过代谢提供能量。随着人民生活水平的不断提高，含糖的点心、饮料、水果等越来越多。不少家长对独生子女倍加疼爱，百依百顺，造成孩子吃糖太多。

吃糖太多会产生不良的作用，如引起肥胖症、诱发糖尿病、促使龋齿发生……这已被人们所熟知，但儿童吃糖过多还会影响神经系统和智力，恐怕不少人尚不了解。

我们平常所吃的糖是蔗糖，在体内转化为比分子更小的葡萄糖进行氧化，生成二氧化碳和水同时释放出能量。葡萄糖的氧化反应需要含有维生素 B_1 的酶来催化。如果长期吃进过量的食糖，机体就加速糖的氧化，消耗大量的维生素 B_1，使它供不应求。人体内是不能合成维生素 B_1 的，全靠从食物中摄取，由于大量吃甜食影响食欲，造成维生素 B_1 供应不足，最终影响葡萄糖的氧化，产生较多氧化不全的中间产物如丙酮酸、乳酸等代谢产物，这类物质在脑组织中蓄积就会影响中枢神经系统的活动，发生精神烦躁，表现为精力不集中、情绪不稳定、爱哭闹、好发脾气等，称为“甜食综合征”。对儿童的生长发育、生活、学习都很不利。

预防“甜食综合征”要从儿童期起控制吃糖，不能让孩子养成偏爱甜食的习惯。做到吃饭前后、睡前不吃甜食，每天进食糖量不超过每千克体重 0.5 克。

平时多吃一些富含维生素 B_1 的食物，如糙米、豆类、苹果、动物肝脏、瘦肉之类等。

47. 孩子为什么会吃饭慢

有的孩子吃饭的速度比一般孩子慢，常常遭到呵斥。

但家长却不找原因。那么孩子吃饭太慢原因何在呢？大致有以下几种。

(1)动作失衡：孩子眼、手不协调，能够用筷子和汤匙，可是却拿不稳，比较费时费力。另外，他们的专注力也差，听家人说话就会忘了吃饭，总是需要人在旁督促才行。

(2)肠胃有问题：孩子有很饱的感觉，肚子很胀，吃下去胃有点不舒服的感觉，所以吃到最后就慢下来了。

(3)牙齿有问题：比如牙齿上下腭咬合不紧密，牙齿缺乏钙质，咬纤维高的白菜、菠菜、韭菜或是红烧牛肉就比较费时间，嘴里没有办法含太多的东西，必须分批咀嚼。

(4)不喜欢今天的菜：妈妈今天做的菜不好吃，也可能大人的口味不合小孩的口味，孩子不爱吃。

(5)不觉得饿：今天的运动量太少，上一餐吃得太多了或饭前吃了点东西，孩子勉强吃一点当然没办法吃得那么起劲了。

(6)吃不完自己碗里的饭：有些父母认为孩子吃得越多越好，总是给孩子盛得满满的一大碗。孩子看见那么一大堆的食物就有压力，胃口自然就消失了。

(7)向父母提条件的资本：有些孩子觉得是父母在求他吃，于是故意吃得很慢，以便在父母要求他快些吃时提出自己的要求，答应了要求就能吃得快。

(8)喜欢在餐桌上和家人聊天：孩子认为吃饭时全家人聚在一块儿，气氛比较轻松，可以聊天，谈一些幼儿园里发生的事，也想听听家人谈论外面发生的事，吃饭就慢了。

(9)孩子的心情不太好时：孩子今天有心事，如受了委屈、挨老师批评或者被小朋友恐吓了，心情不好会食不知味，吃饭的速度就慢了。

总之，孩子吃饭慢可能是一种原因或多种原因造成的。发现孩子吃饭慢时，家长不要不分青红皂白就呵斥孩子，要耐心地找一找原因，也许有你不知道的问题。

48. 如何预防孩子出现“豆芽菜”体形

孩子活动能力比较强，如果营养不足，尤其是能量和蛋白质供给不足，除了引起体脂储备减少外，肌肉组织会生长不良，表现为消瘦，呈“豆芽菜”体形。严重者身高及器官功能发育也会受影响。

(1)发生营养不良的主要原因：①平日膳食搭配不当。②不良的饮食习惯。③户外活动不足。④身体有一些疾病。

(2)防治措施：根据平衡膳食的原则进行评估，逐渐增加各类食物的进食量。①养成良好的饮食习惯，纠正挑食、偏食和爱吃零食的不良饮食行为。②增加户外活动，加强体育锻炼。③患病儿童应积极治疗原发病及并发症，必要时可适当补充高能量和高营养的制剂。

49. 提高儿童免疫力的食谱

要想让孩子拥有健康的身体，离不开好的营养。好的营养从哪里来？当然是从好的食物中来。虽然可以在市场上买到很多现成的食品，但是这些食品哪里有爸爸妈妈亲手为孩子做的饭菜更有营养更可口呢？

爸爸妈妈们最好要学会一些既简单又可口同时还富有

营养的饭菜来做给宝宝吃。这样的饭菜不但有营养，更有爸爸妈妈的耐心和爱心。在这样的爱心美食的陪伴下，孩子一定会快乐成长的。

(1)土豆泥肉松沙拉

原料：土豆1个，剥好的豌豆若干，肉松适量，沙拉酱适量，食盐少许。

制作方法：土豆洗净蒸熟，压成泥，放入沙拉酱和食盐，搅拌均匀。豌豆洗净煮熟(较小的孩子吃要压碎)，将碎豌豆和肉松撒在拌好的土豆泥上。

(2)奶油鱼肉

原料：鱼肉、胡萝卜、洋葱、奶油、牛奶各适量。

制作方法：将鱼肉剔出鱼刺，把胡萝卜擦碎、洋葱剁碎，把鱼肉、胡萝卜、洋葱、奶油、牛奶一起放入锅中同煮，用文火一直煮至所有的菜都熟透，加入少许食盐即可。

(3)什锦猪肉菜末

原料：猪肉20克，胡萝卜、番茄、葱头、柿子椒各少许，食盐和肉汤各适量。

制作方法：先将猪肉、胡萝卜、番茄、葱头和柿子椒切成末；将猪肉末、胡萝卜末、柿子椒末和葱头末一起放入锅内，加入肉汤煮软后，再放入番茄末稍煮片刻，放食盐即可。

(4)自制盐水鸭

原料：鸭腿(整鸭也可以，但鸭腿肉更嫩，适合宝宝吃，可以一次做5～6只鸭腿)，食盐、花椒各适量。

制作方法：将食盐和花椒(以能涂抹鸭腿为宜)放入炒菜锅里小火干炒直到食盐变褐色。等食盐和花椒冷却后均匀涂抹在鸭腿上，然后放入一个大碗里，用保鲜膜盖上，放入冰箱腌制约 1 天半（腌制时间越长，鸭腿会变得越咸，所以可依个人口味掌握腌制时间）。取出腌好的鸭腿，剥掉花椒粒，放入高压锅，加水没过鸭腿，高压锅上气后煮 12 分钟左右即可。

小贴士：剩下的鸭汤略咸，可以留做煮面条用，不必再放食盐，加入其他蔬菜即可。

（5）乱炖

原料：茄子、土豆、芸豆、辣椒、番茄、胡萝卜、肉、食盐、油各适量。

制作方法：将上述食物加上食盐，放在一起连炒带炖，出锅时少勾点芡。也可将胡萝卜、芸豆、茄子切成丝放在一起，同上述方法连炒带炖。

（6）萝卜鸡

原料：鸡肉末 5 勺，白萝卜片 3 勺，海米汤适量，白糖、食盐各少许。

制作方法：把洗净的白萝卜切成薄片，放入开水里烫一下捞出控去水分；将海米汤倒入锅里上火煮开，放白糖和食盐，再把鸡肉末、白萝卜片放入锅里，边煮边用筷子搅拌至煮熟，出锅即可食用。

（7）茄子泥

原料：茄子 100 克，食盐、蒜末、酱油、香油各少许。

制作方法：洗净茄子，不用去皮，切成长条，在蒸锅上蒸约 15 分钟后成泥状，用食盐、蒜末、酱油、香油拌匀即可。

(8)馏鱼片

原料:无刺鱼肉、黑木耳、葱、姜,调味料等。

制作方法:无刺鱼肉切成片,加入食盐、鸡蛋清、湿淀粉上浆腌一下。油倒入锅内加热,葱姜末炝锅后,将鱼片放入油锅煸一下收干,捞出沥干油待用。锅里留余油,放入黑木耳,炒约3分钟。再放少许水,烧开。放入鱼片,搅匀,略烧1分钟,然后勾芡出锅。鱼片鲜嫩美味,口味清淡,很适合小宝宝。

(9)奶酪焗土豆泥

原料:中等大小土豆1个,肉丁、番茄丁、胡萝卜丁等若干,蒜末、葱末各适量。

制作方法:土豆削皮后用高压锅蒸30分钟,把蒸好的土豆捣成泥,均匀地放在盘子里。炒锅放油,稍热后依次放入葱末、蒜末、肉丁、番茄丁、胡萝卜丁等,翻炒片刻,放适量食盐翻炒后倒在土豆泥上,再把2片奶酪码放在上面,放进蒸锅里,等锅冒气后,蒸10分钟即可。非常适合爱吃奶酪的宝宝。

(10)迷你比萨

原料:面包片、奶酪、番茄酱、火腿或肠、洋葱、番茄各适量。

制作方法:番茄切片,火腿切片,洋葱切丝,面包片上抹一层番茄酱或蛋黄酱(依个人喜欢),上面放上火腿、洋葱、番茄片,也可依喜欢放入香菇、青豆、青椒等料,最后放上奶酪片,备好之后,把它们放入烤箱,温度不用太高,加热15分钟左右,奶酪完全化开即可。

特点：备料简单随意，可以在晚上没有时间的时候信手拈来，配上小汤或果汁，既省事又健康。

“早餐要吃饱，午餐要吃好”，只要动点心思，就能给宝宝和家人准备一顿营养丰富又好做的午饭。

(11)水果面

原料：意大利面或宝宝营养面，天然花生酱或芝麻酱，牛奶 4 匙，食盐、水果泥（视宝宝喜欢可选择菠萝、芒果、桃等）。

制作方法：在锅中把水烧开，把面条放入煮熟后捞出沥干。把花生酱、牛奶、食盐和水果泥放入碗中搅拌成糊状，然后加入面条中搅拌至面条被酱覆盖。

(12)麦片水果沙拉

原料：麦片 4 匙，苹果（切碎或切成丁）适量，葡萄干（需先泡软）50 克，酸奶 100 毫升。

制作方法：麦片煮熟，与苹果丁、葡萄干、酸奶拌在一起。

(13)太阳肉（肉末蒸蛋）

原料：鲜肉末、鸡蛋各适量。

制作方法：肉末加适量酱油（可不放），少许食盐、湿淀粉、葱花（可多放一些）、清水（或高汤）放在一起搅拌均匀，将拌好的肉末铺入大碗或大盘中，用筷子扒出几个坑（数量视放入鸡蛋数而定），每个坑中磕入一个鸡蛋，将肉末和鸡蛋一起放入蒸锅里，用旺火蒸 15～20 分钟，直至肉末和鸡蛋都蒸熟即可。

小贴士：淀粉和水多放一些，可以使蒸出的肉更嫩。还可以加些奶酪粉，也很美味。

(14)清蒸鲈鱼

原料:活鲈鱼(原料新鲜味道才好)、葱、姜、食盐、香油各适量。

制作方法:鲈鱼收拾干净,用刀在鱼身两侧各切三道口以便进味。鱼身两面抹上食盐,腌10分钟左右,葱、姜切丝撒在鱼身上,入锅前淋香油。上蒸锅蒸12～15分钟即可(蒸的时间不要太长,否则鱼肉容易老)。

小贴士:在鱼身下也放些葱丝,使鱼身不紧贴盘子,有利于蒸汽循环,鱼熟得更均匀。

(15)玉米牛肉羹

原料:牛肉、甜玉米、胡萝卜、鸡蛋、酱油各适量。

制作方法:牛肉洗净切片或切成小丁;胡萝卜洗净去皮,切小丁。锅中油烧热,将胡萝卜丁放入煸炒后取出,再将牛肉也稍加煸炒,加酱油调味调色,至熟盛出。另起一锅水烧开,将胡萝卜丁和玉米粒下入锅中同煮,然后将鸡蛋打散均匀倒入,一边倒一边将蛋液搅散成蛋花。等汤再次煮沸后,加入水淀粉使汤汁浓稠。再加入食盐等调味料。将牛肉放入汤中,然后均匀地撒上葱花即可。

(16)肉末卷心菜

原料:猪肉末100克,卷心菜100克,净葱头20克,植物油20克,酱油、食盐各少许。

制作方法:将卷心菜用开水烫一下,切碎;葱头切成碎末待用。将油放入锅内,热后下入肉末煸炒,加入葱姜末、酱油搅炒两下,再加入切碎的葱头、水,煮软后再加入卷心菜稍煮片刻,加入食盐,用水淀粉勾芡即成。

(17)牛肉饭

原料:蒸好的米饭半碗,牛肉末1勺,白糖、酱油、料酒各少许,油菜末1勺。

制作方法:把牛肉末放入锅里加入白糖、酱油、料酒,边煮边用筷子搅匀。将煮好的牛肉末放在米饭上面一起上火焖熟后,将油菜末煮熟,撒在牛肉饭上即可食用。

(18)蒸豌豆糯米饭

原料:糯米250克,(供爸爸妈妈宝宝三人吃),豌豆、甜玉米粒(买现成的或者煮好剥都可以)、香菇粒(水发后切碎)、肉丁(鸡肉猪肉牛肉不限)、胡萝卜丁、洋葱丁、蒜末葱末。

制作方法:糯米在水里泡4~8小时。炒锅放油,油稍热后放葱末、蒜末,翻炒后放肉丁、香菇粒等一系列菜,然后把泡好洗过的米倒进去翻炒。边炒边加水,但要等水干后才能加第二次水,这样加三四次后,放适量食盐翻炒后关火。把锅里的食物倒进一个大汤碗里,把碗放进高压锅里蒸,等锅冒气后,蒸30分钟即可。

(19)肝丝炒青椒

原料:猪肝、青椒、淀粉、调味料各适量。

制作方法:猪肝、青椒洗净切丝;猪肝丝放入碗内,加入淀粉抓匀,下入四五成热的油中煸一下捞出。锅内留少许油,葱、姜炝锅,放入青椒丝,以及酱油、食盐和少许水,烧开后用水淀粉勾芡;再倒入猪肝丝翻炒即可。

营养提示:猪肝含有丰富的铁、蛋白质和维生素A,可防止幼儿贫血。不过1周食用量不可超过100克。1岁以上的宝宝可以逐渐开始和家里人一起分享普通家庭饭菜了，我们帮你收集的这些食谱同样适用于全家人，希望可以帮你轻松应对忙碌的早晨。

(20)果蔬汁

原料：胡萝卜、番茄、芹菜各适量。

制作方法：胡萝卜和番茄分别打汁搅拌在一起，加水调成想要的口味和浓度，可以加入芹菜汁或是用一根芹菜秆搅拌，在喝汁的时候还可以咬几口芹菜秆。

(21)水果奶

原料：低脂奶粉2～3匙(或鲜奶200毫升)，果味冰淇淋2勺，天然水果泥1匙(冰淇淋、水果泥可视宝宝喜好选择口味——如香蕉、草莓、木瓜等)。

制作方法：让奶粉冲泡后(或者用鲜奶)，与其他原料一起放入搅拌机混合。

(22)果仁黑芝麻粥

原料：熟的黑芝麻、花生仁、核桃仁、松子仁、桃仁等果仁(可依喜好添加)及冰糖各适量，牛奶200毫升。

制作方法：把黑芝麻和所有果仁倒入搅拌机中打成果仁黑芝麻碎。把果仁黑芝麻碎、牛奶和少量大米一起，加入清水大火煮开后转小火熬煮20分钟左右，直至浓稠加入冰糖即可。

营养提示：黑芝麻有益肝、补肾、养血、润燥的作用，且富含维生素E，常食对小宝宝非常有益。

(23)瑞士土豆饼

原料：土豆、奶油、洋葱、香菜末、番茄酱、食盐、胡椒粉各适量。

制作方法：土豆去皮，擦成丝，加入食盐和胡椒粉，拌入少量淀粉平底锅加热，放入奶油至溶化后，将拌好的土豆丝平铺到锅中弄成一个饼的形状，上面放洋葱(可不放)，以小火煎到两面金黄；出锅前可依喜好撒上香菜末；可蘸番茄酱食用。

(24)蒜香面包

原料：法式长棍面包或面包片、大蒜、黄油、干洋香菜末各适量(可用小葱替代)。

制作方法：法式长棍面包斜切成厚片；大蒜去皮、洗净、捣碎；黄油在室温中软化或在微波炉中溶化，再加入食盐、蒜蓉、干洋香菜末(或小葱末)拌匀成黄油香蒜酱。将黄油香蒜酱均匀抹在面包上，放入烤箱中烤 3 分钟(也可放入微波炉中低火加热 2 分钟)。

营养提示：蒜香面包又香又脆，可搭配牛奶或果汁即成一顿美味方便的早餐。

(25)黄瓜沙拉

原料：黄瓜 1/2 根，橘子 4 瓣，火腿肠末 2 勺，葡萄干 2 勺，沙拉酱 2 勺，食盐少许。

制作方法：黄瓜洗干净去皮切成小片，葡萄干用开水泡软洗干净，将洗干净的橘子去皮去子后切碎，火腿肠上火蒸 10 分钟取出切成小方块。把加工好的黄瓜、泡软的葡萄干和研碎的橘子瓣、火腿肠一起放入小碗里，加上沙拉酱和食盐拌匀即可食用。

(26)鲜肉馄饨

原料:鲜肉末1勺,食盐少许,葱末少许,小馄饨皮6片,肉汤1/2杯,紫菜少许。

做法:将肉末、食盐、葱末拌成肉馅,把肉馅包在馄饨皮内。用肉汤煮馄饨,出锅前撒上紫菜。

(27)小素包

原料:菠菜、鸡蛋、粉丝、虾仁、木耳、香菇各适量,食盐、味精、酱油、香油各少许。

制作方法:菠菜剁碎(烫熟),粉丝切成一厘米段(煮熟后),虾仁剁碎,木耳剁碎,香菇剁碎,炒鸡蛋,加食盐、味精、酱油、香油少量,拌好做馅,包成包子,上锅蒸15分钟。

(28)鸡肝面条

原料:挂面半碗,熟鸡肝末2勺,鸡蛋液2勺,小白菜末2勺,香油、酱油各少许。

制作方法:把肉汤放锅内置火上煮开,放入挂面煮开锅,加入酱油后再煮片刻,待挂面快熟时放入鸡肝末、小白菜末和鸡蛋液,滴上香油即可。

(29)鸡肉凉菜

原料:熟鸡肉50克,胡萝卜1个,绿萝卜1/2个,酱油少许。

制作制法:将熟鸡肉撕成细丝,胡萝卜和绿萝卜煮熟后切成小块;把材料拌在一起,加入酱油调味。

三、儿童微量元素和维生素摄取与免疫力提高

(一)微量元素和维生素缺乏对儿童健康的影响

1. 维生素缺乏不容小视

维生素缺乏可以是原发性的,即由膳食不当造成的,但也有可能是继发于其他疾病,如蛋白质-热能营养缺乏或吸收不良等疾病。孩子发生营养素不良时也可能同时发生多种维生素的缺乏。不同的维生素缺乏会引起相应的症状表现。严重时会导致全身各系统的功能紊乱及免疫系统的异常。

2. 维生素 A 缺乏与眼干燥症

维生素 A 缺乏症是因体内缺乏维生素 A 而引起的以眼和皮肤病变为主的全身性疾病,多见于 1～4 岁孩子。WHO 公认维生素 A 缺乏为世界上四大营养缺乏病之一。最近资料估计,全世界维生素 A 缺乏每年可造成 100 万～200 万人死亡,50 万孩子因维生素 A 缺乏而致盲,因维生素 A 缺乏的眼干燥症高达 1 000 万以上。

维生素A缺乏最早的症状是暗适应差，眼结合膜及角膜干燥，以后发展为角膜软化且有皮肤干燥和毛囊角化，故又称夜盲症、眼干燥症、角膜软化症。

我们来详细看看维生素A缺乏的具体症状。

眼部：最初为暗适应时间延长，以后在暗光下视力减退，黄昏时视物不清，继则发展成夜盲症；眼干燥不适，经常眨眼，因泪腺管被脱落的上皮细胞堵塞，眼泪减少所致，继而眼结膜和角膜失去光泽和弹性，眼球向两侧转动时可见球结膜折叠形成与角膜同心的皱纹圈，在近角膜旁有泡沫状白斑，不易擦去，即为毕脱斑；角膜干燥、混浊而软化，继则形成溃疡，易继发感染，愈合后可留下白斑，影响视力；重者可发生角膜穿孔，虹膜脱出以致失明。

皮肤：皮肤症状多见于年长儿，初起干燥、脱屑，以后角化增生，角化物充塞于毛囊并突出于皮面，状似“鸡皮”，摸之有粗糙感；皮损首先见于上、下肢活动关节部位，以后累及其他部位，出现毛发干枯易脱落，指（趾）甲脆薄、多纹理，易折断。

其他：患儿体格和智能发育轻度落后，常伴营养不良、贫血和其他维生素缺乏症。牙釉质发育不良，常伴呼吸道、消化道及泌尿道感染。

3. 为什么孩子易患“脚气病”

生活在食用精白米地区，特别是习惯吃蒸饭和米汤地区的小孩，常有轻度腹泻、声音嘶哑、烦躁、夜间啼哭、吃奶无力、四肢较弱、心跳快，甚至嗜睡、昏迷、抽筋等症状。人们常称它为“脚气病”。

患“脚气病”的孩子脚部略有水肿，用手指按压即出现一个凹陷，压力解除后凹陷不能立即消失。这种病实际上是由维生素 B_1 缺乏引起的，因此又称维生素 B_1 缺乏症。此病多发生在 3～6 个月吃母乳的孩子身上。

孩子患脚气病的人数较多，这是由于孩子生长发育迅速，维生素 B_1 的需要量相应增多，且孩子抵抗力较差易患疾病，致使维生素 B_1 的吸收障碍或消耗增加。如腹泻、呕吐时可使维生素 B_1 的吸收减少；发热或感染时代谢旺盛，维生素 B_1 消耗增多。

另一个原因是这个年龄的小孩多以母乳喂养为主，母乳含维生素 B_1 较低，其含量是牛奶中的 1/4，如果母亲的膳食中维生素 B_1 含量少，则乳汁中维生素含量就更少。人工喂养的孩子以淀粉食物为主，食用愈多孩子身体对维生素 B_1 的需要量也愈多。因此，孩子时期患脚气病的人较多。

脚气病以 3～6 个月吃母乳的孩子较为常见。出现症状有轻有重，多数患儿是轻型。但是如果不及时给予治疗，病情会继续发展，严重时可危及患儿生命。

4. “脚气病”折磨孩子的身体

不要小看“脚气病”，这种病对孩子的伤害是巨大的。

(1)消化系统症状：恶心、呕吐、食欲减退，有时腹痛、腹泻或便秘，腹胀。

(2)神经系统症状：患儿早期有烦躁不安及夜啼；病情加重后出现嗜睡、软弱无力、两眼无神、声音微弱，嘶哑，吃奶时呛咳，严重者导致昏迷、抽搐。

(3)循环系统症状：患儿突然嚎叫、声急或失音、出冷汗，全身冰冷、体温降低，口唇及指甲发绀、皮肤发花、全身水肿、呼吸不规则且微弱。刚发病时可见抽搐，继而昏迷，严重者会死亡。

(4)其他：患儿可有不同程度的水肿，常常先见于足部，逐渐发展至膝部、大腿甚至全身；尿量减少。

如有以上症状应速到医院诊治。

5. 维生素C缺乏的孩子易出血

维生素C缺乏症多见于6个月至2岁的孩子。孕期摄入足量维生素C则出生后2～3个月孩子体内储存的维生素C可供生理需要。若孕妇患本病则新生儿出生后即出现症状。

(1)一般症状：维生素C缺乏3～4个月后出现症状。早期表现为易激怒、厌食、体重不增、面色苍白、倦怠无力，可能伴低热、呕吐、腹泻等，易感染或伤口不易愈合。

(2)出血症状：常见长骨骨膜下、皮肤及黏膜出血，牙龈肿胀、出血，继发感染局部可坏死。亦可有鼻出血、眼眶骨膜下出血，可引起眼球突出。偶见消化道出血、血尿、关节腔出血，甚至颅内出血。

(3)骨骼症状：长骨骨膜下出血或骨干骺端脱位可引起患肢疼痛，尤其当抱起孩子或换尿布时大声哭叫。肢体疼痛可以致假性瘫痪，患肢呈固定位置，呈“蛙腿”状。患肢长骨干肿胀、压痛明显，微热而不发红，绝不延及关节。肋骨、软骨交界处因骨干骺半脱位可隆起，排列如串珠，称坏血病串珠，可出现尖锐突起，内侧可扪及凹陷，因而与佝偻病肋骨串珠不同，后者呈钝圆形，内侧无凹陷。肋骨移动导致疼痛，呼吸可以表现为浅而快。

(4)贫血症状：晚期常伴贫血，一般为小细胞性贫血，当叶酸代谢障碍时可出现巨幼红细胞性贫血。

6. 孩子为什么会缺钙

孩子缺钙常表现为佝偻病，一旦得了佝偻病，免疫力下降，易患呼吸道、消化道感染且常伴贫血。造成孩子缺钙的主要原因有以下几种。

(1)维生素 D 缺乏：钙的吸收需要维生素 D 的参与，维生素 D 缺乏极易导致钙缺乏。

(2)钙磷含量不足或比例不当：母乳中钙磷比例为 1.5～2∶1，比较合适，而牛乳中钙磷比例为 1.2∶1，不太合适，影响钙的吸收。

(3)吸收少：添加辅助食品如谷类，含有较高有机磷酸，与钙结合影响钙的吸收。有些蔬菜如菠菜、苋菜、竹笋等，含草酸较高，与钙结合影响钙的吸收。膳食中纤维素过高也会降低钙的吸收率。

(4)需要量大：多胎、早产儿、低体重儿出生后生长较快甚至过速，所需维生素 D 和钙比正常新生儿更多，因此机体常常缺钙。

(5)疾病影响：慢性腹泻会影响肠道吸收维生素 D 和钙；胆道疾病使脂溶性维生素 D 吸收障碍，也影响钙的吸收。患肝病及肾脏疾病使维生素D活化作用下降，降低了钙的吸收。

7. 孩子缺钙的后果

小儿缺钙实际上主要是缺乏维生素D，也叫佝偻病。小儿缺钙通常出现神经、骨骼和肌肉三方面的表现。

轻微缺钙或者缺钙的早期，主要表现出精神神经方面的症状，如烦躁磨人，不听话爱哭闹，脾气怪；睡眠不安宁，如不易入睡、夜惊、早醒，醒后哭闹；出汗多，与气候无关，即天气不热，穿衣不多，不该出汗时也出汗；因为汗多而头痒，所以小儿躺着时喜欢摇头磨头，时间久了后脑勺处的头发被磨光了，形成枕秃。这些现象或多或少都存在时，才考虑缺钙。如果仅有出汗不能诊断是缺钙。

严重缺钙时精神神经症状加重，出现抽搐同时还会出现骨骼及肌肉的表现，如囟门闭合迟，出牙迟，会站走时间迟，还会出现鸡胸、驼背、罗圈腿、肌肉松软无力等。

缺钙还会影响智力，以及引起免疫力、抵抗力下降，致使小儿容易感冒、发热、拉肚子。因此在小儿生长期预防和治疗佝偻病很重要。

为什么孩子容易缺钙呢？有以下几个原因。

（1）饮食单一：饮食以乳类为主。人乳易于吸收，但钙质少，如不注意添加辅食，钙摄入就会不足，易出现缺钙的症状。

（2）对钙的需要量大：孩子时期是人一生中生长发育最快的时期。骨骼系统的发育需要大量的钙，如果每日摄入的钙量低于600毫克就会使钙不能满足生长的需要而出现各种缺钙的症状。

(3)钙储备不足：如果母亲孕期缺钙，可使孩子在出生后储备的钙量少，尤其是早产儿，易出现夜惊、出汗等缺钙症状。

8. 缺铁会使孩子贫血

铁缺乏是世界范围内最常见的营养缺乏病之一。

孩子由母体带来的铁大约在6个月龄时耗尽，牛乳中的铁含量不高并且吸收率低(约10%)。母乳中的铁吸收率高(约50%)但是含量很低，如果在4～6个月以后不及时添加辅助食品孩子很容易发生缺铁性贫血。如果对用人工喂养的孩子不补充铁，常常在1周岁时出现明显的贫血。

动物的肌肉和血液中含较多的血红蛋白铁，其吸收率大约在25%。植物性食物中主要为非血红蛋白铁，其中的草酸、植酸等还可能干扰铁的吸收，因而植物性食物中的铁的吸收率在10%以下。肌肉等组织中的血红蛋白铁还可以增进非血红蛋白铁的吸收。膳食中有些肉类(肉因子)可以增加铁的吸收，因而素食者的贫血率较高。

预防孩子缺铁性贫血应在孕期即注意食用含铁丰富的食物，如动物的肝脏、肉和血。分娩时尽量将脐带结扎在靠近胎盘一侧，使更多的血液回流到孩子体内。鼓励母乳喂养，早期(4月龄)开始添加含铁丰富的辅食(如肝泥)。对儿童、青少年和老年人也应鼓励多进食含铁丰富和容易吸收的食物。抗坏血酸可提高铁的吸收率。

9. 长期补铁时要补锌

缺锌是由于偏食和经济条件限制而食入的动物性食物较少，或因特殊生理情况而需要量增加（如怀孕、生长发育较快），或因慢性腹泻、感染、烧伤等疾病导致的吸收不良或消耗增加。

缺锌儿童的主要表现为食欲下降、味觉和嗅觉异常或丧失、异食癖（喜欢吃常人不吃的东西，如墙灰、泥土）、生长发育迟缓、性器官发育不良、创伤愈合延迟、皮肤粗糙、易感染。正常人的血锌含量在0.9～1.3毫克/升，缺锌时血锌含量下降。有人用头发锌含量来估计锌营养状况，但由于干扰因素较多，一般不能作为评估锌营养状况的可靠手段。

动物性食物是锌的主要来源，植物性食物中的锌较少。维生素D、肠腔中的游离氨基酸（如半胱氨酸、组氨酸）、某些有机酸（如柠檬酸）促进锌的吸收；谷类麸皮中的植酸和含纤维较多的食物妨碍锌的吸收。动物性食物中的锌容易被吸收。食物中的镉、铜、钙和亚铁离子等与肠黏膜中的锌结合受体竞争，可以干扰锌的吸收，应用大剂量补铁剂有可能导致锌缺乏。因此，在长期补铁时也需要考虑补锌。

10. 缺碘极伤孩子的智力

碘是孩子大脑发育过程中不可缺少的微量元素，孩子大脑发育期间。碘缺乏使平均智力损伤达到15%～20%，而且终身不能弥补。

孩子正处于脑发育关键时期，对碘缺乏极为敏感。胎儿严重的碘缺乏持续发展势必成为典型的克汀病。如果孩子碘缺乏程度较轻，可能出现克汀病症候谱的轻度组合或成为亚临床克汀病或仅有轻度智力低下。缺碘的孩子在婴儿期仅表现为对周围的人和事物反应迟钝及自身运动能力、智能和生长发育落后。

11. 孩子为什么会缺碘

碘缺乏多由于膳食中的碘含量不足或长期摄入含有致甲状腺肿因子的食物。缺碘地区的儿童和青少年因碘的摄入不足可发生甲状腺肿大，称为地方性甲状腺肿或"地甲病"。肿大的甲状腺除了影响美观外还可能压迫气管和食管，甚至增加甲状腺癌的患病率。甲状腺肿大的患儿多有甲状腺功能低下，影响智力发育。对当地的社会经济发展有极大影响。

12. 海产品含碘高

孩子是特殊群体，在快速成长阶段各器官尚未完全发育成熟，不可以直接使用成人食物，除了母乳之外，生理发育所需的碘必须来自辅助食品，为此在孩子食品中添加强化碘营养素是非常关键的。选择孩子食品时必须注意产品是否含有各种营养素，特别是素有"聪明元素"之称的碘。

让孩子经常进食含碘较多的食物。海产食物的碘含量较高，如海带、海藻、海产鱼或虾类。目前我国已采取措施：

在内陆地区的食盐普遍加碘，加上副食品的种类不断丰富，碘缺乏问题得到了很好的解决。

13. 儿童缺锌有哪些症状

缺锌多发生于6岁以下小儿，起病缓慢。开始表现为食欲缺乏、厌食或拒食，常伴有味觉减退、异食癖及复发性口腔溃疡等。尔后生长迟滞或停止，身材矮小、性发育延迟。

视觉暗适应能力下降，重症者可出现角膜浑浊。免疫力差、反复感染、伤口不易愈合。

皮损呈特征性分布，主要分布于口、肛周围等处。亦可出现牙龈炎、舌炎、结膜炎等。

孕妇饮食中长期缺锌可影响胎儿生长发育。儿童严重缺锌可影响脑功能，表现为急躁、嗜睡、抑郁或学习能力差等。

14. 缺锌对孩子有什么影响

锌是人体所含重要的微量元素之一，参与体内含锌酶和锌依赖性酶的组成和活性，在组织呼吸及蛋白质、脂肪、糖类及核酸代谢中起重要作用；促进细胞分裂生长和组织再生，故缺锌可影响体格生长、智力发育和生殖功能。

锌缺乏症是人体长期缺乏微量元素锌引起的营养缺乏病，表现为味觉迟钝、食欲差、异食癖、生长发育迟缓、皮炎或伤口不易愈合等。动、植物食物几乎都含锌，动物性食物中锌的含量丰富，且利用率高。

此外，味觉素含有锌原子可维持味觉，促进食欲；锌影响视网膜视黄醇还原酶活性，并参与视黄醛的合成，缺锌时可影响感光物质的合成和肝内维生素 A 的动员而发生夜盲；锌可促进与免疫有关酶的合成，增强机体免疫功能。

15. 孩子为什么会缺锌

孩子缺锌的原因如下。

（1）摄入不足：锌摄入不足是小儿锌缺乏的主要原因。大多数食物含锌量很低，营养不良，特别是长期缺少动物性食物者易致锌缺乏；长期应用全部肠外营养病儿，因所摄入溶液中缺乏锌，亦易发生本病；肠道吸收不良可见于脂肪泻、肠炎等疾病，以及长期进食含有过多植酸盐或纤维素食物，均可影响锌的吸收利用。

（2）丢失过多：常见于慢性失血、溶血（红细胞内有大量的锌，随红细胞破坏而丢失）；长期多汗、软组织损伤（创伤、烧伤的渗出液含锌）；肝肾疾病、糖尿病及使用利尿药噻嗪类等（尿中锌排泄量增加）；长期使用整合剂如 EDTA、青霉胺等药物（与锌形成不溶性复合物）；单纯牛奶喂养者（牛奶内有干扰锌吸收的络合物）。

（3）需要量增加：小儿生长发育迅速，尤其是婴儿对锌的需要量相对较多，易出现锌缺乏，如早产儿可因体内锌储量不足，加之生长发育较快而发生锌缺乏；此外，营养不良恢复期、外科术后与创伤后恢复期等锌的需要量亦增加，若未及时补充易致锌缺乏。

(4)先天性代谢障碍:见于肠病性肢端皮炎,是遗传性锌吸收障碍性疾病,临床主要特征为腹泻、皮炎和脱发,患儿多于婴儿期发病。

16. 缺锌诊断要慎重

诊断锌缺乏不能仅靠临床症状和体征,还要有实验室诊断。头发含锌量仅可作为慢性锌缺乏的参考指标。头发受生长速度、环境污染、洗涤方式及采集部位等多种因素影响。

血液含锌量可反映孩子目前体内锌的情况。但血锌测定值也受到一些因素的影响,对测得的值要做具体分析。要把影响发锌和血锌测定值的因素充分考虑进去,再对其测得的数值进行判断。要请正规机构检测和有经验的医生判断,不要轻信保健品推销机构的检测。

发锌与血浆锌的含量没有密切的关系,发锌不能代替血锌,也不能表明孩子目前体内锌的情况。所以,父母不要因为孩子化验头发锌值偏低就大补特补。否则会造成锌中毒。

由此可见,锌缺乏的诊断并不能随便。

(二)营养不良威胁儿童健康

17. 营养不良的计算公式

有人认为一谈到营养不良都是过去的事情,现在生活水平这么高，孩子都不会有营养不良。其实这是个错误的想法。现在营养不良的孩子还是不少的。

营养不良是一种慢性营养缺乏症，由于蛋白质及（或）总热能长期不足所引起。主要表现为消瘦、体重减轻或水肿，严重者常有内脏器官功能紊乱，影响心脏、肝脏、肾脏等器官功能。

所以说营养不良也是一种病。从外表上看，孩子营养不良主要表现为面黄肌瘦、皮下脂肪变薄、肌肉松弛等。但单凭目测是不准确的，必须根据孩子的体重、身高和测量皮下脂肪，才能做出客观、正确的判断。家长可根据年龄，计算出孩子的正常体重，再将所测的体重与正常体重进行比较。

1～10 岁孩子正常体重＝年龄×2＋8。如果所测的体重低于正常体重 15%～25%，就是轻度营养不良；低于 25%～40%，为中度或重度营养不良。

此外，还应考虑到身高因素。一般矮 1 厘米，体重应减 200～300 克；如果孩子身高较矮，体重偏轻一些也属于正常。

18. 为什么孩子会低血糖

许多孩子会无缘无故地感到疲劳，甚至有时候突然站起时头晕甚至晕倒在教室里，这可能与血糖低于正常水平有关。

低血糖患者常常会少进一餐或进餐时间延误就会感觉虚弱，头昏或易怒，有的会出现注意力无法集中。这是因为大部分的血糖是为大脑所利用的。大脑缺乏血糖供应会出现思维方面的障碍，甚至情绪低落、抑郁或易怒。葡萄糖是大脑唯一可以利用的燃料。当血液中葡萄糖水平低的时候，身体特别是大脑无法获得足够的能量。有时即使有大量的糖原和脂肪等长期能量储备，因为转化需要时间，低血糖症状仍然会发生。

很多情况会造成低血糖，误餐或消耗大量能量后没有及时补充食物是最常见的原因。也有一些儿童天生有低血糖的倾向，但多数情况，低血糖可以通过选择正确的食物和保证规律的进餐来避免。

当然，低血糖时机体自然而然地会出现对那些可以迅速升高血糖食物的渴望。希望进食，特别是向往甜食和淀粉类食物。

日常预防儿童低血糖，家长要为孩子选用水果、蔬菜、谷类食物、豌豆和蚕豆等各种豆类、某些肉类和鱼类。避免食用易消化的糖类或高血糖生成指数食物，因为高血糖生成的食物吸收快，一段时间后血糖会迅速下降，从而引起机体血糖降低。

19. 营养状况不能单凭“目测”

我们往往通过看孩子的胖瘦来判断一个孩子的健康程度，但这并不完全正确。一个健康的孩子会表现出以下特征。

(1)从营养与健康的关系看，符合标准的身高和体重是健康的标志。幼儿如果营养充足，身体的发育肯定会合乎一般规律的。例如，幼儿体重（千克）＝年龄×2＋8；幼儿身高（厘米）＝年龄×5＋75。

（2）婴幼儿出生后，从母体带来的抵抗疾病的抗体大约在出生后6个月就消耗完了，所以出生6个月后各种传染病很容易发生。为了预防传染病，婴幼儿要进行各种预防注射，即预防接种。这对于一个营养充足的孩子来说，将会对抵抗传染病的发生起重要作用。可是对一个瘦小虚弱的孩子来说，所起的预防作用则将是有限的。

（3）喂养不当的孩子智力都很低。一些学者观察了营养不良和营养正常婴幼儿的行为特征，二者在"远距离交往"上明显存在差异。前者，能离开母亲独自玩耍，而且会用眼神、声音、微笑、手势与小朋友交流。而营养不良孩子的远距离交往能力差，胆小、害羞，离不开母亲，语言、符号的使用少等。

20. 营养不良分度与对策

营养不良一般分三度，有不同的处理方法。

一度营养不良：由于孩子的消化生理功能与正常孩子相近，所以治疗开始应维持原喂养食物，不要急于添加，以免引起消化不良。一般根据孩子情况，7天后再增加蛋白质食物。

二度营养不良：孩子的消化能力较弱。待消化能力逐渐恢复，食欲好转的过程中，逐步较快地增加蛋白质类食物。注意食盐的量，防止水肿。

三度营养不良：孩子的消化能力很弱，并伴有其他合并症。应首先诊断原发病，待病情好转，以极少量，多餐维持酸碱平衡。然后逐渐调整膳食，补充蛋白质，使之逐步巩固营养素的摄入。

21. 孩子常出现的饮食问题及对策

(1)常出现的饮食问题

①偏食使孩子营养素摄入不合理，导致体内维生素和微量元素的缺乏或不足。

②生活在城市的孩子更容易出现维生素缺乏。这是由于进食新鲜水果和蔬菜少，且水果和蔬菜常要经过包装和储存过程其中的维生素有损失。

③某些不良饮食行为，如暴饮暴食、喜吃油腻食物和嗜好甜食，会影响身体的免疫力。因为当孩子吃得太多、太油腻或吃大量甜食后身体会将血流增援到消化系统，以促进食物消化吸收。同时，免疫力卫兵也集中到消化道内，其他器官因血流相对较少，而且处于不活跃状态。如果此时有感染原侵犯，免疫力卫兵本应该立即被调遣到可能出现的感染病灶处，而此时身体除消化系统功能高亢外，其他器官系统都不在良好状态，身体的防御系统也是脆弱的。所以免疫力处于相对较低的状况，病原体如病毒或细菌就有了可乘之机。

④快餐饮食。快餐的配方太简单，根本谈不上均衡营养，只能填饱肚子。如果吃得少不会有危害，但如果每天早晨不吃饭，中午吃快餐，那将会出现饮食失调问题，尤其是维生素会缺乏。

(2)针对这些饮食问题的对策:为孩子建立良好的饮食习惯,做到粗细搭配、荤素搭配,新鲜水果蔬菜搭配,这是很重要的。同时烹调也要注意花色品种多样化,调味适当,避免用刺激性的调味品,少吃油炸食物。当然,营造一个轻松、愉快的进餐环境,全家人一起注意健康饮食是最有意义的。大人以身作则,每天至少一次全家人坐在饭桌前从容地进餐。不要急匆匆的,不要在吃饭时走来走去,不要吃饭时放喧闹的音乐,不要边吃饭边读书或看电视等。另外,不要在吃饭时教训孩子,更不能在吃饭时骂孩子。这样,健康饮食既保证孩子的各种营养素供给也促使机体的免疫系统功能正常。

22. 改善孩子营养不良有方法

怎样改善孩子营养不良的症状呢?下面有几条建议。

(1)在居住环境方面,应注意使室内阳光充足,空气新鲜。

(2)孩子的皮下脂肪少,在冬季体温偏低,常出现手足发冷,需用热水袋保暖。

(3)做好口腔清洁卫生。要经常给孩子清洁口腔。用棉签蘸上冷开水给孩子擦洗口腔。如发现孩子有口疮,就用锡类散或冰硼散涂口腔。

(4)适当增加孩子的户外活动,多晒太阳,以增强抗病能力。

(5)纠正偏食习惯。对孩子应给予营养丰富、少油、易消化的饮食。对消化功能差的孩子,应先给米汤、奶糕或粥，以后逐渐加用低脂牛奶、配方奶、鱼泥、豆浆、胡萝卜、菜汤等，待消化功能恢复正常，逐渐调整为健康孩子的膳食结构。在饮食调整过程中，需每 7 天测量体重，以评估调整饮食的效果。

23.“饮食溺爱”会影响孩子智力发育

随着生活水平的提高，在我们周围，严重营养不良的孩子已经不多见了。但是由于营养过剩引起的肥胖、增长过快等症状的孩子依然存在。

（1）生活条件变得好了，家长们开始重视对孩子的营养补充，而且有时候过于关注和焦虑，但同时又缺乏科学的知识。所以在营养方式上出现了许多误区，盲目的让孩子“进补”从而影响了孩子的生长发育。

（2）现在多数家庭只有一个孩子，对孩子溺爱是现代家庭的通病。溺爱不单单表现在精神上，“饮食溺爱”也是一种突出的现象。因为家长对孩子的溺爱及不当的喂养方式，使得孩子养成了吃得太多、暴饮暴食的饮食习惯，从而使孩子的营养出现失衡。

据专家介绍，孩子不宜吃太多。当孩子摄入的热能如果超过机体的消耗，热能就会转化成脂肪在体内各个部位蓄积。而人的智力高低与大脑沟回皱褶多少有关，皱褶越多、越深，人的智力水平就越高。当孩子肥胖时，脂肪会在大脑组织中堆积过多，会“填平”沟回皱褶。过多的脂肪使得沟回紧紧连在一块儿，皱褶消失，神经网络发育不良，孩子智力水平也相应降低。

24. 营养过剩也损害儿童健康

根据营养学家和医学专家的分析，在我国营养过剩已经对孩子造成了危害。主要表现在四个方面。

（1）体重超标：在生活中，有些家长总喜欢胖娃娃。他们总是感觉孩子的饮食越丰富就会越好。真的是孩子越胖越好吗？不是的，身体健壮不等于肥胖，现在的孩子吃的越来越好，肥胖的孩子也越来越多。肥胖症发生的年龄越小、肥胖病史越长。而且过于肥胖会使孩子的各种代谢出现障碍，成年后患糖尿病、高血压、冠心病、胆石症、痛风等疾病的危险性就越大。这种现象城市比农村要严重。

（2）营养过剩可能导致孩子性早熟：性早熟可能与孩子在生长发育过程中盲目进补、过量摄入激素有关。各种高能营养食品中一般都暗藏促使孩子性早熟的激素，这些激素可能会扰乱孩子自身的内分泌状态。在生理上，可能会导致孩子骨骺提前闭合，直接影响到孩子的最终身高；在行为上，由于孩子的心理发育尚未成熟，性器官的过早发育和性意识的过早觉醒。在不具备相应的自控能力的情况下，女孩可能会出现早恋、早婚、早孕，男孩则可能出现性攻击、性犯罪。这也是当今社会所要面对的重要问题。

（3）营养过剩导致孩子龋齿率的上升：孩子进食的多为高蛋白、高能量的黏稠状食物，营养物质在乳牙处积累，变成了龋齿的温床。现在的孩子龋齿现象非常严重，就与营养过剩有关。

(4)对孩子心理产生消极的影响:肥胖孩子经常是同伴嘲笑、捉弄的对象。因此与正常孩子相比,肥胖孩子容易表现出更多的心理问题,如孤独、自我封闭、逃避社交,进而形成一种恶性循环。

总之,人体是一个动态平衡的整体,我们要想维持好这种平衡,就应该合理的调节饮食,摄入适当的营养,既不可太少,也不要太多。太少会造成营养不良,太多则会造成身体的负担,产生许多不良影响。

(三)儿童如何补充微量元素

25. 儿童微量元素缺乏如何检测

现在常见的检测方法有两种:头发检测和血液检测。

头发检测作用不大。目前许多医院的微量元素检测手段都是进行头发检测,但是由于头发中微量元素的含量受头发清洁程度、发质、个体生长发育程度和环境污染等多种因素的影响,不能很好地反映儿童微量元素状况。所以我们一般不提倡给孩子做头发检测。

与头发检测比较而言,血液检测是一种科学的方法。通过在孩子手指上取一滴血可以检测出其中的铜、锌、钙等微量元素的准确含量。不过有关专家也指出了其致命缺陷,即目前世界上还没有一个统一的微量元素正常值范围。因此,通常的血液检查结果也只能作为参考。我本人在大学时曾做过用离子光谱分析法检测婴幼儿体内的铜、锌等微量元素含量，定量准确，但操作较为繁琐，不易在医院普及和应用，只能作为科研分析。

孩子缺啥关键看症状。判断儿童是否患有微量营养元素缺乏症的关键是要看孩子症状。一般而言，儿童如果出现厌食、挑食、生长发育迟缓、反复感冒、口腔溃疡、贫血等症状都可能与某种微量元素缺乏有关。

26. 滥补微量元素害处多

面对铺天盖地的营养品广告家长们往往会手足无措。形形色色的补钙、补锌营养品对孩子的健康到底有没有用？

首先我们要明白一点：所有的微量元素在人体内都有一定的含量和比例。盲目给孩子补微量元素可能会造成不良后果。比如：因盲目补铁造成儿童体内含铁量过多会使铁、锌、铜等微量元素代谢在体内失衡，从而降低机体免疫力，并可能使血清中铁离子浓度增高，有导致小儿心肌受损的危险。

因此，如果孩子有微量元素缺乏症或营养不良，应及时去医院，在医生的帮助下选择合适的治疗方式。要特别强调的是：合理的膳食结构是保证孩子健康成长的关键，想要孩子健康成长就要培养孩子不挑食的饮食习惯。

27. 维生素 D 与钙的吸收

补钙问题最初是从佝偻病开始的。20 世纪 60、70 年代，甚至到 80 年代，佝偻病都是严重影响我国儿童发育的一种疾病。当时我国不少地区，特别是北方地区患佝偻病的孩子很多：囟门迟迟难闭合、方颅、鸡胸、罗圈腿……这些都是与钙吸收不够，骨质软有关。

佝偻病的全称是维生素D缺乏性佝偻病，也就是说佝偻病是维生素D缺乏造成的，而维生素D又是促进钙吸收必不可少的。所以通过维生素D来促进钙吸收一直是儿童保健工作者关注的问题。事实上这也经历了一个认识的过程，最初的做法主要是给孩子补充鱼肝油，因为鱼肝油里面含有促进钙吸收的维生素D，打“钙针”(实际上是维生素D)。现在看来，当时的维生素D剂量有些过大，甚至出现过中毒的事件。现在这样的问题不多了。

如今，我们更提倡使用自然的方式补充维生素D，如晒太阳就是一种最自然的做法，另外还可以给孩子提供富含维生素D的食物。

当然，补充维生素D也要考虑具体的情况。这么大的国家各地区差异也很大，如深圳的孩子可能多数不需要补充维生素D，而东北地区的孩子，到了冬季因为日照时间短就需要补充；在发达地区的孩子母乳喂养做得好，还有添加各种生长发育所需营养素的优质配方奶，可以不必额外补充鱼肝油，而贫困地区佝偻病问题依然很严重，仍然需要补充维生素D。

28. 微量元素何处找

(1)铁：动物性食物中，如肝脏、动物血、肉类和鱼类所含的铁为血红蛋白铁，血红蛋白铁也称亚铁能直接被肠道吸收。植物性食品中的谷类、水果、蔬菜、豆类及动物性食品中的牛奶、鸡蛋所含的铁为非血红蛋白铁，这种铁也叫高铁，以络合物形式存在，络合物的有机部分为蛋白质、氨基酸或有机酸，此种铁需先在胃酸作用下与有机酸部分分开，成为亚铁离子，才能被肠道吸收。所以动物性食品中的铁比植物性食品中的铁容易被孩子吸收。为预防铁缺乏，应该为孩子首选动物性食品。

(2)锌：动物性食品中的牛肉、猪肉、羊肉、鱼类、牡蛎含锌量高。植物性食品中的蔬菜、面粉含锌量少，且难吸收。

(3)铜：含铜最多的食品是肝脏，大多数的海产品，如虾、蟹含铜较多。豆类、果类、乳类含铜较少。

(4)碘：因海水含碘丰富，所以海产品都含有碘，特别是海带、紫菜含碘最多。

(5)硒：谷物、肉类、海产品含量高，除缺硒地区外，一般膳食不缺硒。

因各种食品含微量元素多少不同，为预防微量元素缺乏应吃多种食物做成的混合食物，不能偏食、挑食。

29. 补充微量元素的食谱

我们知道微量元素应该从饮食中寻找，小孩子不爱吃怎么办？换一种烹调方法，或许孩子就爱吃了。

(1)富含铁、钙、磷的蛋黄奶糕：水煮熟鸡蛋(约6分钟)，取出蛋黄碾碎，用牛奶和成糕状或粥状。适合消化系统不成熟的婴幼儿吃。

(2)富含钾、镁、铁的绿叶菜泥(汁)：芹菜、紫菜、菠菜、茼蒿等蔬菜洗净后用清水浸泡1小时，放入沸水中即刻捞出，在干净菜板上剁成菜泥，挤出菜汁。可直接喂食也可和到面条或米粥中。如果婴儿吞咽能力很好可直接喂食菜泥。

(3)富含锌、铜、铬、硒的鲇鱼汤：鲇鱼洗净，放入冷水中，加入花椒 5 粒，葱白 1 段，煮沸至水变成乳白色(约 20 分钟)后放少许食盐、香油调味，直接喂食鱼汤。

(4)含锌丰富的栗子粥：将栗子 5 个剥皮后切碎。锅置火上，加入水，放入栗子煮开后，放入大米 1 把混合同煮至熟，即可喂食。

(5)含锌丰富的荠菜鸡肝米：将鸡肝 150 克洗净，切成米粒状，加少许黄酒、食盐、蛋清、水淀粉拌合均匀；把荠菜洗净切成碎末。锅内放少许油，姜末爆香后，下入切好的肝米翻炒十几下，把切好的荠菜倒入，略加一点水。煮沸，勾薄芡出锅即可食用。

(6)含铁丰富的蟹蓉烩苋菜：将蟹肉斩蓉，盛入碗中，用少许牛奶调开，加入鸡蛋清搅匀成蟹蓉；苋菜在沸水内焯一下捞出。锅内放入油烧热，烹入料酒，加入鸡汤、食盐、胡椒粉，放入苋菜、蟹蓉，待烧沸后用水淀粉勾芡，加入牛奶拌匀，熟后装碗，撒上火腿蓉即可食用。

(7)含铜丰富的桃仁烩口蘑：将洗净的去根口蘑 25 克，放入碗内，加入鸡汤 125 毫升，放入蒸屉蒸 60 分钟左右，将口蘑取出切片，用清水洗净，碗内汤留用；核桃仁用开水泡过，捞出去皮，切成小块。炒锅内放入鸡汤 125 毫升，再把蒸口蘑的水加上，烧沸，下入口蘑片，加入少许酱油、绍酒、食盐，撇去浮沫，水淀粉勾芡盛入碗内。原炒锅内放入鸡汤 125 毫升。把核桃仁放进去汆一下，捞出与口蘑放在一个碗中，撒上豌豆苗尖即成。

30. 婴儿如何补充微量元素

(1)0～4个月的婴儿：母乳喂养的乳儿可以从母乳中获得生长发育所需要的微量元素。如果乳母本身膳食结构中缺乏某种营养元素那么婴儿就会缺乏。所以母乳喂养的妈妈应饮食品种多样化；饮食搭配合理化；饮食食品天然化；烹调技术科学化；食品宜粗不宜精；食品宜简不宜繁。牛乳喂养的乳儿可以从配方奶中获得生长发育所需要的各种元素。

(2)4～12个月的婴儿：无论是母乳喂养还是牛乳喂养的乳儿4个月后都需要添加辅助食品以保证足够的营养物质摄入，尤其是保证各种微量元素的摄入。乳类是这一时期婴儿钠、钙、磷、钾、镁、锌、铜、碘的主要来源。谷物是这一时期婴儿铁、锰、硒的主要来源。蛋、绿叶蔬菜是这一时期婴儿铁的主要来源。水也是一些元素的主要来源，合格的矿泉水和白开水最好。我总在文章和医嘱中反复强调婴幼儿多饮水，很多妈妈都认为水没有任何营养只是解渴，所以水的摄入量远远不达标。

31. 如何判断孩子是否缺钙

与20世纪50、60年代相比，我们餐桌上的食物已经发生了很大的变化，这些改变使得佝偻病的发生率呈下降趋势。在佝偻病防治方案中，沿着历史的轨迹我们可以看到：维生素D的补充从以往的30万国际单位/日，到现在的400

国际单位/日(合每月1.2万国际单位);钙剂从每日1克到现在母乳喂养不需要补钙、人工喂养补钙推荐适宜摄入量一半(不到6个月的孩子150毫克/日,6个月～1岁的孩子200毫克/日,1～3岁300毫克/日)。配方奶中有强化钙。只要孩子每天摄入钙量达标,就不用补钙。这些信息告诉我们,没有一成不变的东西,防治方案也必须与时俱进。中医学讲究"辨证施治",现代医学讲究"循证医学",都是强调把病人当成一个变化的、整体的人来看待。

那么,孩子缺不缺钙,是否有佝偻病,是如何判断呢?

佝偻病的发生与维生素D和钙摄入不足有关,多见于人工喂养、生长迅速、早产、多病、户外活动少、环境污染重、过早喂养谷类、食欲差、偏食的孩子身上,因此了解病史是必需的。

(1)要询问相关症状:包括多汗、夜惊、烦躁不安。

(2)主要体征:颅骨软化(3个月以上)、方颅、肋骨串珠、肋膈沟(郝氏沟)、鸡胸、漏斗胸、手(脚)镯、O(X)形腿。

(3)次要症状:枕秃、肋外翻、囟门晚闭合(或较大)、出牙迟、肌肉韧带松弛、蛙腹、大运动落后。

(4)临床检查:如化验、X线拍片、测骨密度等。

综合以上四个方面,医生才可以诊断孩子是否缺钙,是否患了佝偻病。

32. 缺钙要从饮食补

有些父母虽注重给婴儿补钙,甚至一天给小儿3～4克钙,但孩子仍有缺钙的表现。其主要原因是有些因素影响了钙质的吸收。为做到正确地给婴儿补钙，须注意以下几点。

(1)钙剂不与植物性食物同吃：有些植物性食物如谷类，尤其是全麦片、全麦、麸皮等因含植酸高，影响钙的吸收；又如菠菜、芫荽、苋菜等多种蔬菜都含草酸盐、碳酸盐、磷酸盐等，与钙结合妨碍钙的吸收。

(2)钙剂不与油脂类食物同食：脂肪分解后生成的脂肪酸与钙结合后不容易被吸收。

(3)每餐不吃过多的肉、蛋：因为各种肉类、蛋类中含磷酸盐较多，与钙结合后会影响钙的吸收。

(4)补钙的时间：由于奶制品中的脂肪酸会影响钙质的吸收，因此补钙最好安排在两次喂奶之间。有些食物虽营养较丰富，如豆浆，但含钙量较低，精米、白面含钙量也较低，在给小儿吃这些食物的同时都要注意另外补充钙质。

(5)补钙的剂量：一般 2 岁以下的小儿每天需要 400～600 毫克，3～12 岁每天 800～1 000 毫克。按照正常的饮食，儿童每天从食物中摄取的钙质只有需要量的 2/3，所以每天必须额外补钙，以填补欠缺的钙。如果孩子体内缺乏维生素 D，肠道吸收钙的能力就会减小。维生素 D 的预防剂量为每天 400 国际单位，不可过量，否则会引起中毒。

(6)多吃含钙多或能促进钙吸收的食物：如奶类(人奶、牛奶、羊奶等)含钙较丰富，吸收也充分；动物肝脏、蛋黄、鱼、肉及豆类，含有丰富的维生素 D，可以促进钙的吸收，但动植物中的维生素 D 要经过紫外线照射转化为内源性维生素 D 才能被人体利用，因此要适当晒太阳。海带、小虾皮等海产品含钙量高；紫菜、菜花含钙也较丰富，蚕豆连皮吃提高钙的吸收；骨头加醋熬汤可增加钙质，糖醋排骨也含有丰富的钙质；将鱼炸酥后连骨吃可提高钙的含量等。哺乳期妇女经常吃这些含钙多的食物可提高母乳的含钙量，对婴儿起到补钙作用。对幼儿和儿童要给他们经常吃这些含钙多的食物以增加钙质。

(7)多吃酸性食物：因钙易溶于酸性溶液，在碱性环境则形成难溶的钙盐。故多吃酸性水果、果汁、乳酸菌、氨基酸等能促进钙的吸收。

(8)注意钙磷比例：磷是人体必需的矿物质，但磷摄入过多会与钙形成磷酸钙。研究表明，食物中的钙磷比例为2∶1，牛奶中的钙磷比接近为1.2∶1时最有利于钙的吸收，母乳中钙磷之比接近于2∶1。所以用牛奶喂养的婴儿应增加含钙高而含磷少的食物，如绿叶蔬菜汤或菜泥、苹果泥、蛋类等以矫正钙磷比例。

33. 补钙不是越多越好

小孩在日常生活中摄入的奶类中蛋白质含量较高，如果过多地补钙，钙容易和奶制品所含蛋白质中的磷、酪蛋白结合，形成称为“钙皂”的硬块。钙皂大量形成就会导致孩子大便干燥甚至便秘。这样反而影响了钙的吸收率。

还有由于高钙奶中钙磷乘积高，导致钙吸收率降低，大量不能被吸收的钙从肾脏排出甚至会导致高钙尿症，对孩子娇嫩的肾脏也是不小的负担。

钙和锌的吸收是呈竞争性的，即钙太多会导致锌的吸收减少，锌的不足会导致小孩子味觉减退，食欲下降，蛋白质合成不足，甚至还可能导致婴幼儿生长发育障碍。您瞧，钙过多又增添了新的麻烦。

所以，普通乳制品一般可以满足小孩子对钙的需求。如果孩子每天能摄入足够的奶制品，再辅以适量的维生素 D 及足够的户外活动，孩子骨骼基本可以健康成长。

34. 孩子应该早补钙

一生之计在于婴幼儿期。虽说从小到老都不可缺钙，但是婴幼儿时期缺钙对健康的影响最大也最长远。

其一：婴幼儿对钙的需要更为急迫。婴幼儿体内的钙每隔 1～2 年要全部更新一次，而成人体内的钙更新一次需 10～12 年。

其二：婴幼儿时期缺钙对身高的影响很大。假设一个成年人的身高为 165 厘米，除去 50 厘米是在妈妈子宫内成长的，后天共长高 115 厘米。这 115 厘米中的 1/3(36.6 厘米)是在 2 岁以前生长的。

其三：从牙齿的发育来看，2 岁半时 20 颗乳牙就出齐了，恒牙的牙胚也埋伏在下面开始钙化。如缺钙，乳牙和恒牙的牙釉质发育不良，易发生龋齿。从小没有健康的牙齿何来健康的体质。所以补钙一生之计在婴幼儿时期。

35. 春秋补钙好时节

一年之计在春、秋。有句话：孩子冬天生，春天防抽风，这里所说的“抽风”就是“婴儿手足搐搦症”。原因之一是体内血钙水平太低引起的"无热抽搐"。这是为什么呢？出生在寒冷冬季的孩子，大多是隔着玻璃晒太阳，紫外线被玻璃挡住了。缺少紫外线的照射孩子皮肤合成的维生素D减少，体内钙的吸收相应不足，机体通过减少钙的利用，使血钙水平的维持在标准之上。春风送暖时孩子猛地接触大量阳光，体内维生素D猛增，血钙被大量运送到骨骼中去，致使血钙水平猛跌就会出现抽搐。

应对上策是：冬天千万别放过任何一个晴朗无风的好日子，露出孩子的小脸和小手，带上孩子在户外多晒会儿太阳。春天，注意逐渐延长孩子的户外活动时间别晒猛了，而且要保证摄入足够的钙。生后得不到母乳喂养的婴儿，满月以后可以服鱼肝油以促进牛奶中钙的吸收和利用。鱼肝油含维生素A和维生素D，要注意用量。浓缩鱼肝油每天2～3滴就够了，注意不是2～3下子，满管是20滴左右，鱼肝油吃得太多会引起中毒，切勿认为"鱼肝油是补品，多多益善"。

还有这么一句话"幼儿度苦夏，秋凉把钙加"。夏天孩子出汗多，从汗液中丢失不少的钙，天热食欲差摄入的钙少。秋天天高气爽，温度适宜应多带孩子外出晒太阳，同时多补充含钙丰富的食物使体内的维生素D和钙多储存一点儿，待冬天来临就可派上大用场了。

36. 奶、豆补钙益处多

一日之计在奶、豆。人们习惯于把奶称为"婴儿饭"，孩子一旦能上桌吃饭就不再给孩子喝奶了，其实这样是不对

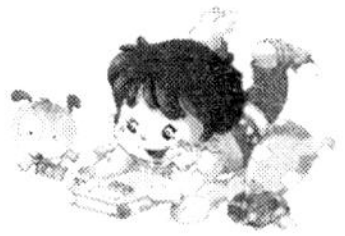

的。营养学家指出，一生不要断奶，因为奶及奶制品不仅含钙丰富而且钙的吸收和利用率高。大豆及豆制品同样含钙丰富，小鱼、小虾制成的带骨带皮吃的香酥小菜，花生酱，芝麻酱等配着主食一起吃也都是很好的钙源。再加上麻酱花卷、淋在面包上的花生酱，这一日所需的钙就足够了。

孩子上桌吃饭后还应当每天喝奶，孩子的碗里有豆又有菜，花生酱、芝麻酱、小鱼、小虾等富含钙的食品。只要精心安排好孩子每一天的饮食，让孩子多吃含钙丰富的食物，一日三餐就能满足孩子每天成长所需的钙。

37. 婴儿补钙应缺多少补多少

现在多数孩子的奶制品摄入量是足够的。一方面是因为孩子年龄小，食物的主要来源是奶；另一方面，母乳、配方奶等都是富含钙的食物。

那在这种情况下孩子会缺钙吗？谈到这个问题，必须要弄清楚的问题是：孩子饮食中已经含有了多少钙？

孩子每天钙的来源主要靠母乳、配方奶、添加辅食后的强化米粉，以及其他含钙食物。通过这些来源，孩子的钙摄入量大致为多少？

在估计了孩子所摄入钙量的基础上，再决定自己的孩子是否需要补钙。这与靠钙剂来补充孩子一天的生理需要完全是两个概念。比如一个孩子一天需要400毫克的钙，我们往往希望孩子通过吃钙剂达到这个量，事实上孩子通过食物所摄入的钙就已经达到了这个量。

常见误区：把配方奶、米粉等食物与补钙完全分解开，

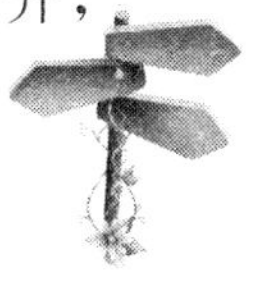

认为补钙只有靠钙剂才能完成。

其次要弄清楚的问题是:究竟怎么补?

缺多少补多少!先将饮食中获取的钙从钙的总需求量中减去,如果不足再补充。只有经过科学的计算才能决定孩子是否真的需要额外补充钙。

笔者遇到的很多父母,之所以对补钙问题总是放心不下,往往是因为周围环境的影响:别的家长都这么做,万一我的孩子没有补,耽误了发育怎么办?再说,补了总比不补好……事实上,补钙并非多多益善。补钙多了,反而会影响到锌、铁等其他人体所必需的营养素的吸收。

38. 母乳喂养的孩子不必特别补钙

母乳每100毫升含钙只有34毫克(牛乳含钙高达125毫克),但母乳中钙和磷的比例为2∶1,最适于钙的吸收。当孩子每天的鱼肝油需要量得到满足时,1岁内母乳喂养的孩子每天可从母乳中得到225～250毫克的钙元素,所以对6个月内母乳喂养的孩子,并不强调额外补钙;而6个月～1岁母乳喂养的孩子也只要稍微额外补充一些钙就够了,而这些通过添加含钙的米粉等辅食就基本够了。在这种情况下,孩子如果没有明显缺钙症状就没有必要补充钙剂。

如果妈妈在哺乳期间补充钙剂充足,孩子可以通过乳汁获得更多的钙,且吸收效果好。

39. 人工喂养的孩子要额外补钙

混合喂养或人工喂养的孩子，钙剂的补充量主要根据两种情况来决定：一要看孩子喝的是什么种类的奶；二是看孩子每天喝入的奶量和所吃食物的种类。

如果孩子喝的是配方奶而且每天摄入的量足够，一般不需要额外补充钙剂；如果孩子喝的是鲜牛奶，尽管含钙量高，由于牛乳中钙和磷的比例不合适，但仍要额外补充钙。

一般来说孩子全天从食物中获取多少钙量，应该根据食物的种类来决定。6 个月以下混合喂养或人工喂养的孩子，每天应额外补充钙 150 毫克左右，6 个月以上的每天应额外补充钙 200 毫克，一般这些都可以从配方奶、鲜奶及其他食物中得到足够的获取。

小提示：可以通过配方奶上的说明书来计算孩子每天的钙获取量，也可以请一位有经验的儿童营养师帮你计算一下。

40. 检查结果不缺钙为什么还会有枕秃

检查结果接近正常值，只能说明血钙值正常，也就是说孩子摄入的钙并不少。之所以会出现漏斗胸、肋外翻、罗圈腿等佝偻病症状，是因为缺少促进钙吸收的维生素 D。钙只有在维生素 D 的帮助下，才能真正进入人体的骨骼，完成骨骼的生长发育。

缺少维生素 D 会使孩子多汗，孩子出汗又多在头部，他们多半会因为出汗多而头痒，躺着时喜欢磨头止痒，时间久了，后脑勺处的头发被磨光了就形成了枕秃。但是并不是所有枕秃的孩子都是因为缺钙引起的，如果是室温高，或每日清洁不够造成孩子出汗多、头痒或湿疹，也会因为孩子躺着时磨头止痒而发生枕秃。因此，当孩子有枕秃时要注意上述情况是否存在。

此外，对孩子来说，缺钙的情况也是在不断变化的。症状没有出现时，并不意味着孩子不缺钙，而等症状出现了可能已经处于恢复期。

这时最好的办法只有一个：在医生指导下给孩子适量服用维生素 D，并注意日常饮食多补充富含钙的食物，让孩子多晒太阳，紫外线可促进人体产生维生素 D。

41. 给婴儿补钙要注意细节

4 个月以前，尽量用母乳喂养，确实无法进行全母乳喂养的要尽量给孩子提供配方奶，其次才是维生素 AD 强化奶。

孩子 4～6 个月需要开始及时添加辅食，补充富含维生素 D、钙、磷及蛋白质的食物，如米粉、蛋黄、蔬菜泥、新鲜谷物（粥）等。再大些，还可多给孩子吃些其他富含钙的食物，如奶酪、骨头汤等。

多晒太阳是预防佝偻病最经济、有效的办法。从孩子满月开始，就要经常带他去户外活动，夏季尽可能暴露皮肤，同时注意保护孩子头部（戴太阳帽免受阳光直射），晒前涂些儿童防晒霜；冬季注意保暖，风和日丽的天气，多带孩子到户外晒太阳，每天晒太阳时间由 5～10 分钟，逐渐增加，最好不少于2小时。平常也可以隔着玻璃晒太阳，透过的紫外线要少一些，不妨多晒会儿。

42. 药物补钙看时机

如何为婴儿进行药物补钙呢？

（1）胎儿期的预防：准妈妈除了要经常户外活动多晒太阳、多喝奶外，在孕7～9个月时，需要适当补充维生素D。若有小腿抽筋等缺钙表现可适当加服钙剂。

（2）出生2周～1岁半的孩子：如果是母乳喂养，只要妈妈的营养充足经常带孩子晒太阳，可不必服维生素D。如果出现缺钙的症状，在医生的指导下服用钙剂和维生素D。如果是人工喂养（配方奶或普通牛奶、奶粉），奶摄入钙量足够，可不必额外补充维生素D；如果不足而且有缺钙的症状，可在医生指导下适当补充维生素D。夏秋季（6～9月份）接触日光充足，可暂时停止服用维生素D。

平常食用维生素AD强化牛奶的孩子，如果每天喝500毫升（两袋）以上可不必再加服维生素D，但因为每个孩子都不同，要根据具体情况而定。

（3）看临床症状：对有低钙抽搐史、生长过快、急慢性感染的孩子可适当补充钙剂。

（4）补充钙剂：钙剂的补充应注意儿童每日奶制品中摄入的钙量，以确定钙剂的补充量。

43. 每天钙的需要量

2000年出版的《中国居民膳食营养素参考摄入量》中所

提供的钙的摄入量。

0～0.5 岁的婴儿每日需要 300 毫克钙。

0.5～1 岁的婴儿每日需要 400 毫克钙。

1～4 岁的幼儿每日需要 600 毫克钙。

4～7 岁的儿童每日需要 700 毫克钙。

7 岁以上的儿童每日需要 800 毫克钙。

44. 孩子常流口水与维生素缺乏有关

淌口水医学上称为流涎，是婴儿时期的常见现象。3～4 个月的婴儿已逐渐开始添加含有淀粉的辅助食品，唾液的分泌量自然而然也就增加了，但是，孩子吞咽口水的功能尚未健全，牙槽较浅，闭唇与吞咽动作还不协调，因而常出现流口水现象。孩子到了 6～7 个月以后，由于正在萌出的牙齿常常刺激口腔内的神经，造成唾液的大量分泌又会出现流口水现象。因此 6 个月前后的婴儿如没有其他不舒服，流口水大多是生理现象。等到孩子吞咽功能发育完善这种生理性地流口水现象就会自然而然地消失了。

随着小儿的发育成熟，神经调节功能的不断完善，流涎现象就会逐步减少甚至消失。但许多病理情况，如 B 族维生素和维生素 C 的缺乏，以及由于体弱多病，口腔黏膜受病毒感染形成疱疹性口炎或口腔溃疡时，临床常出现流涎现象，这种由于疾病而造成的流涎称为病理性流涎。另外脑瘫和脑炎后遗症的患儿，由于中枢神经系统的病变也会出现唾液分泌过多或不能下咽的情况。

综上所述，对于小儿的流涎不能一概而论，倘若患儿出现持续的流涎现象就应该及时去医院就诊，明确病因后给予正确的处理。

45. 怎样预防婴儿缺锌

母乳喂养是最好的预防锌缺乏症的方法。因为母乳中锌的活性比牛奶高，易于吸收。其次，孩子膳食应避免单一化，但不必精益求精。父母要知道，锌主要存在于动物蛋白中，如猪瘦肉、猪肝、牛奶、鸡蛋。另外，植物性食品中也由含锌量较高的食品，如核桃、花生米、荔枝、黄豆等。

46. 婴儿期如何补锌

近年来，父母对锌缺乏有了普遍认识，也了解许多关于锌缺乏问题，尽管还不像对钙缺乏那样的普遍，但给孩子补锌的家长越来越多了。婴儿期是否需要像补充维生素 D 和钙那样常规补充锌吗？

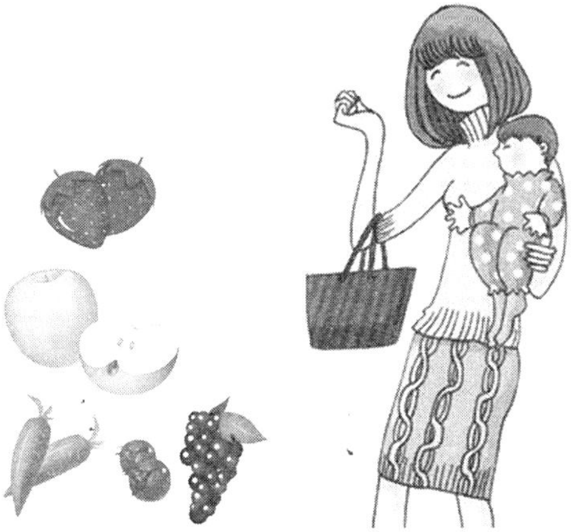

人初乳中锌的含量比较高，母乳喂养的婴儿不易锌缺乏。随着月龄的增加，孩子开始添加辅食，如蛋黄、瘦肉、鱼、动物内脏、豆类和坚果类含锌较丰富的食品。婴儿从辅食中也能摄取锌。人工喂养的婴儿多以配方奶喂养，配方奶中多配有锌元素，也有强化锌奶粉。所以，婴儿期没有诊断锌缺乏病不需要补。

要注重合理膳食结构，及时给孩子添加辅助食物，食补永远是最佳的选择，如果你的孩子缺锌要在保证铁的前提下，适当、适时、短时间、小剂量补充锌剂。具体补充计划要根据孩子具体情况由医生制定。

47. 给孩子补锌的常见问题

怎样给孩子补锌是家长经常遇到的问题。

（1）补锌别过量，适时补、适量补才有好处：一份权威性调查报告指出我国儿童有40%以上缺锌，补锌最大的误区是把锌当做钙一样长期补充。长期补锌的最大弊处是影响了铁的吸收。

（2）不能明确诊断是否缺锌时补不补：如果医生认为您的孩子缺锌，孩子也有缺锌的症状，但没有化验血不能明确诊断时，可试验性给予锌剂。6个月以下婴儿每日补充锌3毫克，6个月以上婴儿每日补充锌5毫克，也可按照千克体重计算，0.5毫克/千克体重。最大不能超过10毫克。连续补充不能超过3个月。

（3）明确诊断缺锌时怎么补：如果确诊是锌缺乏症可以补充到每日每千克体重1.5毫克；或6个月以下婴儿每日6

毫克;6个月以上婴儿每日10毫克。最长疗程是3个月。补充锌后要注意预防铁的缺乏。

(4)补锌有时间和量的限制:锌的补充也有量和时间的限制。不能认为锌是营养药,没有不良反应,可以放心大胆给孩子吃。微量元素并非灵丹妙药,多多益善。营养药补多了照样会中毒。维生素不可缺少,补多了也会中毒,如维生素D中毒,维生素A中毒等。矿物质过量补充也同样会引起中毒。补充一种元素时会影响另一种元素的吸收和利用。长期补充锌元素不但会引起锌中毒,还会因为影响铁的吸收而导致婴儿缺铁性贫血。铁过量也会引起脑部神经损伤;钙过量会导致内脏钙化等。

四、预防接种与免疫力提高

（一）预防接种不能少

1. 预防接种让孩子少得病

刚刚出生的婴儿身上带着妈妈“赠”的抗体，可以抵御各种各样的疾病。另外，由于妈妈的乳汁中含有一定量的抗体，所以母乳喂养的孩子抗病能力更强。刚出生的婴儿在6个月内很少得传染病就是因为有了这些抗体。

可是，这些抗体不会永远用不完，在婴儿长大到6个月时，来自母体的抗体会逐渐消退，这时孩子自身的抗体产生的还不够多，所以6个月大小的孩子会出现抵抗力减弱的现象。这时，如果不小心接触到了病毒、细菌等病原体，孩子会被传染而患感染性疾病。为了提高孩子抵抗传染病的能力，同时预防传染病的发生，就需要有计划地按时给儿童进行预防接种，以保护儿童健康地成长。这种有计划地预防接种疫苗称为计划免疫。

2. 计划免疫分为几类

所谓计划免疫是根据疫情监测和人群免疫状况的分析，按照规定的免疫程序，有计划地利用生物制品对人群进行预防接种，以提高人群的免疫水平，达到控制以至于最终消灭相应传染病的目的。

一般情况下我们将计划免疫分为两种。

一种是“人工主动免疫”。就是在婴儿感染猝死综合征之前接种和内服灭活菌苗和疫苗，使体内产生相应的抗体。这种免疫就像战士平时“实战演习练兵”一样，若再受到同种的细菌或病毒侵袭时，机体就有能力歼灭这些入侵之“敌”。接种卡介苗、麻疹疫苗、百日咳菌苗等就属于这一类。通常免疫在接种后1～4周的时间出现，免疫抗体保持数日至数年，因此需要反复接种。

另一种叫做“人工被动免疫”。就是在已接触传染病的孩子尚未发病时给其注射丙种球蛋白、胎盘球蛋白、抗毒素及成人血清等，就是直接将抗体——“援兵”输入体内，增加消灭入侵的致病微生物的有生力量，从而防止发病或减轻症状。这种方法的特点是注射后立即生效，但维持时间短，通常2～3周即消退。只适用于紧急预防或治疗。

3. 宝宝打预防针时间表

宝宝出生后，要带好宝宝的户口簿、出生证，以及出生时在出生医院接种的卡介苗和乙肝疫苗接种卡，到居住地点的街道医院儿保科办理《预防接种证》，街道医院就会定期预约打疫苗了。

国家规定(强制免疫)的疫苗是必须打的,即强制免疫的,也是免费的。儿童日后入托、入学甚至出国都要凭打过的接种证办理相关手续。还有一些疫苗不属于强免范围,如麻腮风、风疹、腮腺炎、肺炎、水痘等,都要收费的,可自愿选择打或不打。凡是收费的疫苗都需要家长签名认可方可接种。

以下是强制免疫的疫苗(2006 年 3 月 1 日执行)。

出生时:乙肝疫苗(第一次)、卡介苗。

1 月龄:乙肝疫苗(第二次)。

2 月龄:脊髓灰质炎疫苗(第一次)。

3 月龄:脊髓灰质炎疫苗(第二次)、百白破(第一次)。

4 月龄:脊髓灰质炎疫苗(第三次)、百白破(第二次)。

5 月龄:百白破(第三次)。

6 月龄:乙肝疫苗(第三次)、A 群流脑疫苗(第一次)。

8 月龄:麻疹疫苗(第一次)、乙脑疫苗(非活第一、二次,减活第一次)。

9 月龄:A 群流脑疫苗(第二次)。

18 月龄:百白破(第四次)、麻疹疫苗(第二次)。

2 岁:乙脑疫苗(非活第三次,减活第二次)。

3 岁:A 群流脑疫苗(第三次)。

4 岁:脊髓灰质炎疫苗(第四次)。

6 岁:乙脑疫苗(非活第四次,减活第三次)、A 群流脑疫苗(第四次)、精白破(第一次)。

16 岁:精白破(第二次)。

由此可见流脑疫苗的接种时间分别为:6 月龄、9 月龄、3 岁、6 岁。

乙脑疫苗的接种时间分别为:8 月龄、2 岁、6 岁。

孩子在打防疫针前,家长要给孩子洗澡并换件干净衣裳,向医生说清孩子健康状况,经医生检查认为没有接种禁忌证方可接种。孩子打完预防针 24 小时之内最好不要洗澡,打过防疫针以后要避免剧烈活动。

4. 疫苗可以让孩子有个健康身体

由于疫苗越来越多,家长们常会提出质疑,接种这么多疫苗会不会对人体免疫系统产生伤害?

其实,婴幼儿的免疫系统并不像人们想象的那么弱。他们已经足以安全有效地应对疫苗对免疫系统构成的挑战。疫苗不但不会削弱婴幼儿的免疫系统,而且会增强婴幼儿防范严重疾病的能力。

从总体上看,大规模的接种确实发挥了防范效果。家长不要以为健康投资就是给孩子买健康食品,在儿科医师眼中给孩子最有效的健康投资就是接种可使孩子远离病痛的疫苗。

5. 疫苗接种攻略之卡介苗

我国计划免疫疫苗包括卡介苗、脊髓灰质炎疫苗、百白破三联疫苗、麻疹疫苗和乙肝疫苗。接种这些疫苗,都是免费的。

(1)卡介苗——出生第一针:接种卡介苗,可以增强宝宝对于结核病的抵抗力，预防严重结核病和结核性脑膜炎的发生。目前我国采用的是减毒活疫苗，安全有效。宝宝在出生后，就要及时接种卡介苗。

(2)禁忌：当新生儿患有高热、严重急性症状、免疫不全、出生时伴有严重先天性疾病、低体重、严重湿疹及可疑的结核病时，不应接种。

(3)注意事项：接种后在接种部位有红色结节，伴有痛痒感，结节会变成脓包或溃烂。此类现象属疫苗的正常反应，一般 2～3 个月自行愈合。

如果宝宝出生时没接种，可在 2 个月内到当地结核病防治所卡介苗门诊或者疾病预防控制中心的计划免疫门诊补种。

6. 疫苗接种攻略之脊髓灰质炎疫苗

(1)脊髓灰质炎疫苗——可以吃的疫苗：脊髓灰质炎疫苗，简称脊灰糖丸，是一种减毒活疫苗，它是白色颗粒状糖丸。宝宝出生后按计划服用糖丸，可有效地预防脊髓灰质炎(即小儿麻痹症)。

(2)注意事项：①婴儿服用糖丸时，应用冷开水溶解后送服。这个疫苗是活病毒制品，如果用热开水溶解，活疫苗会因温度过高而失去活性，吃了也没有作用，在宝宝体内不会产生抗体。②30 分钟内不能吃热的东西(包括母乳)。③服用后如果因吐奶或呕吐等导致疫苗服用剂量不足，可重新补服。

7. 疫苗接种攻略之百白破疫苗

(1)百白破疫苗——三联针:百白破疫苗是将百日咳菌苗、白喉类毒素及破伤风类毒素混合制成,可以同时预防百日咳、白喉和破伤风。接种对象是3个月以上宝宝。

百白破疫苗必须连续打三针,即3个月时注射第一针,以后每隔1个月注射一针。三针连续注射后,才会产生足够的抗体。

这些抗体只能维持一定的时间,不能终身免疫,所以在一段时期后还要打加强针。由于大年龄儿童或成人对百日咳菌苗的不良反应较大,故7岁起加强用疫苗不再含有百日咳细菌成分,而改用白破二联制剂。

(2)注意事项:①百白破疫苗接种后可能会引起局部硬结、发热等不良反应,一般反应2~3天内消失。②接种后如果体温在38.5℃以上,可到医院就诊,进行对症治疗;局部红肿、硬结范围较大,持续时间较长,应到医院就诊,进行对症治疗和定期观察,硬结尽量不予切开。③一旦发生高热、局部硬结等症状较为严重的不良反应,不要再注射百白破疫苗。

8. 疫苗接种攻略之麻疹疫苗

麻疹疫苗是一种减毒活疫苗,接种反应小,抗体产生快,免疫持久性好。6个月以内宝宝由于有从母体获得的抗体,一般不会得麻疹。所以第一次接种应在宝宝满8个月,4岁时再复种。

9. 疫苗接种攻略之乙肝疫苗

乙型肝炎在我国的发病率很高，慢性活动性乙型肝炎还是造成肝癌、肝硬化的主要原因，让宝宝接种乙肝疫苗是非常必要的。我国于 2002 年 11 月将乙肝疫苗纳入计划免疫。乙肝疫苗第一针应在宝宝出生 24 小时内及时接种，出生 1 个月时打第二针，出生第 6 个月时打第三针。

10. 不同疫苗不可以同时用在同一部位

过去认为几种预防疫苗同时接种可能互相影响，甚至使接种后反应增强，因此有些地方规定，两种死菌苗或死疫苗的接种时间必须间隔 2 周，两种活菌苗或活疫苗的接种时间必须间隔 4 周。

但是新的研究表明，并不是所有疫苗都不能同时接种。例如，在服脊髓灰质炎糖丸的同时接种卡介苗或“百白破”类毒素混合制剂，非但不会影响免疫力的增加而且还可使反应不加重。但为了保证安全两种或两种以上疫苗不能同时注射在同一部位。

11. 不同疫苗需要加强的时间不同

1 岁内完成了几种疫苗的基础免疫后，孩子体内产生了足够的抵抗疾病的能力，这可以保证孩子在一定时间内免受这些传染病的“骚扰”。

但是随着时间的推移，孩子体内的抗体水平也会逐渐下降，不同的疫苗下降程度不同。因此有些疫苗需要在孩子 1.5～2 岁期间进行加强接种，有些疫苗要等到孩子 4 岁以后才需要加强接种。百白破混合疫苗和麻疹疫苗需要在孩子 1.5～2 岁期间需要加强，接种的方法与基础免疫相同。而到孩子 4 岁加强一剂脊灰糖丸，以后到 6 岁时再接种一次白破类毒素混合疫苗。另一种需要加强接种的疫苗是流行性乙型脑炎疫苗，初次接种是孩子 8 个月时，间隔一年的时间则需进行加强接种一次，最好是在每年的 4～5 月份接种，因乙型脑炎的发病流行季节是在每年的夏秋季节，该疫苗在孩子 6 岁时还应在加强接种第二次。

12. 哪些孩子不宜接种疫苗

每种预防疫苗均有一定的接种对象，不是任何孩子任何时候都可进行预防接种。在有以下情况时均不宜进行预防接种。

(1)传染病恢复期，或者有急性传染病接触史而未过检疫期的儿童不宜接种疫苗。此时孩子的免疫力可能比较低，若此时打预防针容易使孩子发生不良反应，有时会让孩子病情加重。

(2)感冒、发热的时候不能打预防针。此时若打预防针会使体温升高，诱发或加重疾病。

(3)患哮喘、湿疹、荨麻疹的孩子和有过敏体质的孩子不宜打预防针。这类孩子打预防针后容易发生过敏反应。有些致敏性较强的预防针(如麻疹活疫苗或白百破混合制剂等)会导致孩子过敏。

(4)有癫痫和惊厥史的孩子不宜打预防针。这类孩子如果打预防针，尤其是打乙脑或百白破混合制剂，可能会发生晕厥、抽搐和休克的危险；有严重佝偻病的孩子不宜用小儿麻痹糖丸。

（5）患急慢性肾脏病、活动性肺结核、严重心脏病、化脓性皮肤病、化脓性中耳炎的孩子，打预防针后可出现各种不良反应，使原有的病情加重而影响孩子的康复。但需要指出的是，孩子如果患有先天性心脏病，只要心脏功能好就可以打预防针。

（6）预防接种期间，若孩子不舒服，有呕吐、腹泻和咳嗽等症状时，在征得医生的同意后可暂时不打预防针，待症状好转后再补打。

（7）近一个月内注射丙种球蛋白者也不宜接种疫苗。等身体恢复正常后即可进行常规接种。如发现自己的孩子有免疫缺陷则不能进行预防接种。

13. 加强护理减少接种疫苗后的反应

大多数疫苗接种是不会引起严重反应的，但是由于体质不同，孩子在进行预防接种后可能会出现一些轻重不同的反应。主要的有局部反应和全身反应，发生过敏反应是很少的。

我们采取哪些措施可以有效减少预防接种后的反应呢？

为了保证安全、减少反应，各种预防接种必须在孩子身体健康的时候进行。如果孩子有病就暂时不要接种。例如，发热时不要打白喉、百日咳、破伤风三联疫苗；腹泻时不要口服孩子麻痹症糖丸；饥饿时不宜打预防针，以免发生低血糖等严重反应。

打针前做好孩子的工作，让勇敢的孩子先打，以消除胆小孩子的紧张害怕心理。打针后 2～3 天内应避免剧烈活动，注意保持注射部位的清洁卫生，不要用手搔抓。暂时不要洗澡，以防局部感染。

注射预防针后要加强护理。要好好休息，不要跑跳过多。不吃有刺激性的食物，如大蒜、辣椒等。多喝白开水，家长随时观察孩子接种后的反应。

14. 什么是接种疫苗后的正常反应

进行预防接种后孩子会有一些反应，有些是正常的，有些是不正常的。哪些反应是正常的呢？

(1)正常反应：打疫苗后出现低热、针孔处红肿和硬结等现象是正常的。这类现象一般会在在预防接种后 24 小时左右出现。注射部位肿大的硬结范围又分为轻、中、重。轻的直径小于 2.5 厘米，中度的在 2.5～5 厘米之间，超过 5 厘米为重反应，这种反应可持续数小时或数天。接种部位反应较重的可引起邻近的淋巴结、淋巴管发炎。

(2)处理：如果局部红肿较重可以早晚进行热敷，每次 5 分钟左右(卡介苗接种后红肿严禁热敷)。要勤换内衣避免破溃后感染。如局部感染时可涂甲紫药水。

这些症状可通过热敷或自行在一天内消失。如麻疹疫苗，大部分的接种者不会有特殊的反应，一部分人会有 1～2 天的局部肿痛，约 5％的儿童接种后 1～2 周会产生红疹，5％～10％的儿童在接种 4～10 天后发热，轻的37℃～

37.5℃,中度的37.6℃～38.5℃,39℃以上为重的。除此之外,部分孩子可伴有头痛、头晕、全身无力、寒战,恶心,呕吐,腹痛、腹泻等症状,以上反应一般多在24小时之内消退很少持续3天以上。如果重度发热可服用退热药。一般体温恢复正常后,其他症状也就自行消退。如果高热不退或有其他异常应及时送往医院诊治。

(3)避免这类反应的措施:到正规医疗单位打疫苗,安全性是有保证的。一方面正规医院医务人员有安全注射的意识;另一方面儿童免疫接种过程可做到一人一针一管。另外,大部分疫苗是需要恒温保存,不正规的医疗单位很难保证疫苗的保存质量。因此,给小孩接种疫苗一定要到政府指定的医疗单位。

15. 什么是接种疫苗后的异常反应

在接受预防接种后,少部分孩子可出现轻微的不良反应,其中有些属于正常反应,包括局部的和全身的反应。

局部反应是在注射部位出现红、肿、热、痛或局部淋巴结肿大。全身反应有寒战、发热、头痛、食欲缺乏、呕吐、腹痛等。这些情况一般都不需要治疗。只要让孩子多喝水并减少活动,1～2天后这些反应都会消失。异常反应和上述一般反应只是少数人发生,发生的多少与疫苗种类和接种者体质有密切关系。

(1)异常反应:血管神经性水肿或过敏性休克;神经系统变态反应;晕针。

(2)对策:异常反应的发生率虽然很低,但家长还是应该注意自己的孩子有无高度精神紧张及过敏体质。如果出现晕针或过敏性休克应让孩子平卧，口服温开水或糖水，头部放低，还要采取相应的紧急对症处理措施。

接种疫苗后还可能偶合其他疾病。一种情况是被接种者正处于某一急性传染病的潜伏期，接种后刚好发病；另一种可能是被接种者已患有某种疾病但临床症状不明显，接种以后症状表现明显或加重；还有些慢性病人在接种后发生症状加重或急性发作的情况。这一些情况统称为偶合或诱发。偶合及诱发其他疾病是一种巧合，把这种情况与接种反应混为一谈是不对的。

16. 如何根据自己的情况选择疫苗

我们知道，有些疫苗是必须打的，但是还有一些疫苗是自愿打的。对于自愿打的疫苗我们需要如何选择呢？

(1)当地是否出现某种传染病流行。

(2)以前是否接种过。除了流感疫苗保护期只有一年，其他大多数疫苗都有比较长的保护期，不必重复接种。

(3)是否属于重点保护人群，如流感疫苗和肺炎疫苗的重点保护人群是65岁以上的老年人、7岁以下的幼童和体弱多病的人；甲肝疫苗重点接种人群是没有感染过的儿童及餐饮业工作人员、经常接触甲肝病人的医务人员和经常出差、饮食卫生没有保证的人。

(4)有无接种禁忌证，每种疫苗的使用说明书上都列有禁忌证，即哪些情况下不能接种。

(5)是否处于疫区，如出血热疫苗，一般只有生活在疫区和将要前往疫区的成人需要接种。

17. 接种疫苗防病并非“滴水不漏”

常常有家长有这样的疑问:给孩子打了疫苗,孩子就不会再得病了对吗?

从原则上来讲,预防接种的效果应该是不得病。从几十年的预防接种的实践来看,预防接种可以有效地控制许多传染病。现在的孩子得麻疹、百日咳、脊髓灰质炎等疾病的情况已非常少见。这不能不归功于疫苗的广泛应用。所以说,从总体上来说接种疫苗后应该不得病。

但是凡事没有绝对,有极少数孩子在接种疫苗仍得病。这是为什么呢?这可能与所接种的疫苗和被接种的对象两方面有关。

预防接种的原理是将已经死亡或衰弱的特定病毒或细菌注射入体内,使身体认得它们并激活免疫系统,从而产生出专门的抗体和免疫细胞,来对抗未来这些病毒或细菌可能引起的疾病。如果人体所接种疫苗因剂量不足、注射方式不正确,达不到使身体产生出足够的抗体或免疫细胞时就不能有效对抗这些病毒或细菌的入侵。如水痘疫苗的接种应在上臂外侧三角肌附着处用消毒剂消毒,皮下注射疫苗 0.5 毫升。有的医生在注射疫苗时针刺的太深,注射到肌肉里或是剂量小,影响了预防效果从而未达到目的。又如,小儿麻痹糖丸应用清洁的汤勺将糖丸研碎,然后溶于冷开水中服用,如用热开水溶化或混入其他饮料中服用就会将疫苗中的病毒杀死,影响免疫效果。因储藏不正确而使疫苗失去了应有的活力，也会使免疫效果大打折扣。小儿麻痹糖丸的保存适宜温度是 8℃以下，所以在气温超过 8℃时从冷藏箱中拿出来后应立即口服，时间长了就失去了作用。

有些疫苗的接种需要多次完成才能达到真正不得病的目的，这就是所谓“加强免疫”。1 岁之前预防结核病、脊髓灰质炎、百日咳、白喉、破伤风、麻疹等传染病所接种“四苗”应在婴儿第一年内完成，使孩子体内对这 6 种病产生特异性抗体，但它在体内只能维持一段时间，体内抗体浓度降低时应再接种 1～2 次，再次接种再次刺激机体产生抗体，使抗体维持在足以抵抗病原体的较高水平上。如果半途而废机体仍会得病。

所有的疫苗接种都可能会有缺点，疫苗并非百分之百地保护每一个接种的人，也不能完全对抗同一族谱中的所有细菌。同时，对疫苗过敏的人也不适合使用。

预防传染病最积极的办法还是讲卫生，多锻炼身体。预防针不宜打得过多过滥。因为疫苗在生产过程中要使用某些人体细胞或动物蛋白，疫苗提纯过程难以完全去除这些蛋白，接种疫苗后，人体在产生对某种疾病抗体的同时也会产生异体蛋白抗体，有可能造成过敏反应。

18. 免疫接种可以惠及他人

由于免疫接种的实施，多数疾病在某一国家或地区的发生率可能降到了非常低的水平。这并非意味着传染那些疾病的细菌及病毒已经绝迹，针对这些疾病的免疫仍是必要的。在世界上的其他国家或地区可能还很普遍，旅游者可能会将这些病菌带过来，甚至蔓延。

免疫接种也可间接保护那些不能接种疫苗或对疫苗没有反应的人。如果他们周围的人群都接种了疫苗，那么他们感染上传染病的几率就会降低。

19. 常见疫苗面面观

目前在国内外经常使用的疫苗有几十种到上百种，最常用的有以下几种。我国已经使用的疫苗有卡介苗、百白破三联疫苗、脊髓灰质炎疫苗（麻痹糖丸）、麻疹疫苗和乙肝疫苗，这些疫苗已列入我国计划免疫的程序中，又称之为基础免疫疫苗。目前国内外经常使用的其他疫苗介绍如下。

（1）脑膜炎球菌疫苗：国内目前应用的是用 A 群脑膜炎球菌荚膜多糖制成的疫苗，用于预防 A 群脑膜炎球菌引起的流行性脑脊髓膜炎，接种对象为 6 个月至 15 周岁的儿童和少年。

（2）乙脑疫苗：用于预防流行性乙型脑炎（简称乙脑）。乙脑疫苗为减毒活疫苗，用于预防流行性乙型脑炎。其中灭活乙脑疫苗的接种对象为乙脑流行地区 6 个月以上到 10 岁以下儿童及由非疫区进入疫区者，而减毒活疫苗则用于 1 岁以上儿童。

由于流脑和乙脑在我国流行较广，因此目前已将此疫苗纳入了计划免疫程序之中，对所有健康儿童均予以接种。

（3）水痘疫苗：水痘散布于全世界，各地区人群均受到普遍感染，病毒具有高度传染性，在儿童中的传播占90%以上。主要传播途径为空气飞沫、直接接触和母婴垂直传播。近年来，无论儿童还是成人水痘发病均有上升趋势，但绝大多数病例是儿童。目前，美国等发达国家已经规定在儿童及成人中常规接种水痘疫苗。我国水痘疫苗接种对象为12个月～12周岁的健康儿童。有严重疾病史、过敏史、免疫缺陷病者及孕妇禁用。

(4)腮腺炎疫苗：用于预防由腮腺炎病毒引起的流行性腮腺炎，即“痄腮”。流行性腮腺炎一般说来是良性传染病，其特点是发热和腮腺肿大。我国生产的腮腺炎疫苗是减毒活疫苗，如果1岁内接种，机体难以得到足够的保护性抗体，1岁以上孩子即使已患过没有明显症状的流行性腮腺炎或是否接种过本疫苗不能肯定时均可接种。另外还有“麻、风、腮”三联疫苗，称为MMR，除预防腮腺炎外还可预防麻疹、风疹。

(5)狂犬疫苗：用于狂犬病的预防。狂犬病是致死率达100%的烈性传染病，及时并全程接种疫苗是预防此病的重要措施之一。与任何可疑动物或狂犬病人有过密切接触史的人，如被动物包括外表健康的动物咬伤、抓伤，破损皮肤或黏膜被动物舔过等都应该尽早接种狂犬疫苗。另外，被动物咬伤机会较大或其他有可能接触到狂犬病毒的人则应提前进行预防接种。

(6)出血热疫苗：用于预防流行性出血热。分为单价疫苗和双价疫苗两种，前者可分别预防家鼠型出血热或野鼠型出血热，后者则对此两型出血热均有预防作用。出血热疫区10～70岁的人都应接种此疫苗。疫区的林业工人、水利工地民工、野外宿营人员等则更应接种。

(7)B型流感嗜血杆菌疫苗(Hib):可预防B型流感嗜血杆菌引起的脑膜炎和肺炎这两大严重危害儿童健康的疾病。肺炎是我国婴幼儿死亡的第一原因,而脑膜炎的病死率和严重后遗症的发生率也非常高。大约50%的脑膜炎和30%的孩子肺炎都是由B型流感嗜血杆菌引起,感染主要对象是5岁以下的婴幼儿。一旦患病,发病快,诊断困难,患儿往往不能得到及时有效地治疗。加上目前滥用抗生素造成细菌耐药性增强,因此进行预防接种非常必要。世界上有20多个国家已将它列入国家计划免疫之内,2个月以上的孩子即可接种。

(8)麻风腮联合疫苗:它可同时预防麻疹、风疹、腮腺炎三种疾病,保护率麻疹为98.0%,风疹为99.3%,腮腺炎为96.1%。目前,麻疹是儿童健康杀手;腮腺炎可使部分儿童成年后不育;风疹则会造成胎儿先天性耳聋、白内障、智力发育迟缓。由于这些疾病具有高度传染性,所以通过接种是最佳的预防方法。

(9)23价肺炎疫苗:可以有效地预防肺炎,已经在美国、英国、加拿大等30多个国家及地区应用14年以上,接种后保护率可达92%,具有良好的安全性,免疫功效可维持5年。2岁以上体弱或反复患肺炎的幼儿及高危人群(如无脾儿童)可以使用。提醒一点,正常婴幼儿预防肺炎,最好还是首选Hib。

(10)流感疫苗:可预防流行性感冒。6个月以上的孩子都可接种。现在对流感尚无特效治疗方法，流感疫苗是预防流感既经济又有效的措施。

(11)轮状病毒疫苗：口服轮状病毒疫苗，可预防婴幼儿最常见的秋季腹泻。

以上介绍的几种疫苗都是进口疫苗，与国产疫苗相比品质更优良，有效率高，不良反应小。国产的流行性腮腺炎疫苗、气管炎疫苗等价位一般不高，但品质上要比进口疫苗稍差一些。

温馨小提示：购买疫苗一定要去当地防疫站或疾病预防控制中心购买，切不可贪图便宜从不正规途径购买，否则很危险，不恰当接种疫苗严重损害健康甚至危及生命。

20. 注射疫苗怎能贪多求全

注射疫苗不可贪多求全。

有些家长盲目迷信疫苗的防病作用，以为让孩子注射疫苗的种类和数量越多越好，这是错误的观点。

疫苗中的防腐剂——硫柳汞对婴儿的神经发育具有毒性。硫柳汞为抗微生物剂，从20世纪30年代以来，硫柳汞一直被用于防止细菌和其他微生物污染疫苗。小剂量的硫柳汞有时会引起过敏反应，大剂量硫柳汞则可引起神经和肾脏毒性，导致婴儿神经发育迟缓。少量的注射不会对孩子身体造成明显影响，但是如果反复的、多次的为孩子注射疫苗就会影响孩子的神经发育。

接种疫苗是预防许多疾病的重要手段，疫苗中硫柳汞的不良反应与疾病的危害相比仍是极其轻微的。所以疫苗有必要打，但是注意注射疫苗时不要贪多求全。

（二）接种疫苗的常见问题

21. 母乳喂养的孩子也需要免疫接种

有的人认为，母乳喂养的孩子无须接受免疫。这是错误的想法。母乳并不像疫苗那样可以预防传染病。的确，母乳喂养的婴儿很少患感冒，但是母乳并不能预防百日咳、脊髓灰质炎、白喉等严重疾病。所以要在合适的时间为孩子进行相关的免疫接种。

22. 百白破与孩子猝死综合征无关

将注射百白破疫苗与婴儿猝死综合征联系起来是没有任何科学根据的。出现这样的说法是因为：婴儿接受第一次疫苗注射的月龄为 2 个月，这正好是婴儿猝死综合征的高发期。二者之间并无内在联系。

23. 哪些是必须接种的疫苗

在儿童预防接种证上一般列有 7 种疫苗：卡介苗、脊髓灰质炎疫苗、百白破三联疫苗、麻疹疫苗、乙肝疫苗、乙脑疫苗、流脑疫苗。接种证上没有列出的还有预防水痘、甲肝、肺炎、流感、出血热、腮腺炎、风疹、狂犬病等疾病的疫苗。面对种类繁多的疫苗，家长们很想知道哪些预防针是必须打的，哪些是自愿选择的。

国家规定纳入计划免疫、有统一免疫规程的疫苗只有5种，即卡介苗、脊髓灰质炎疫苗、百白破三联疫苗、麻疹疫苗、乙肝疫苗。这5种疫苗是儿童必须接种的。疫苗接种的经费由政府负担，部分省、自治区、直辖市在此基础上又增加了流脑和乙脑疫苗。其他疫苗由地方卫生防疫机构根据疾病发生和流行的特点、规律，确定针对某一重点保护人群接种，或是向公众推荐，由人们自己选择接种或不接种，费用一般是自己承担。只有当某一地区出现疫情或发生大的自然灾害，为避免某些传染病暴发流行政府才会有针对性地要求人群普遍接种某种疫苗。

24. "洋疫苗"不一定比国产疫苗好

目前，我国预防接种的诸多疫苗常常有国内疫苗和进口疫苗的区别。这两种有什么不同呢？从多年的临床观察效果和研究证实，国产、进口疫苗都安全有效。价格上的差异在于进口疫苗和国产疫苗毒株及其培养工艺不同，以及由此引起的产生抗体数量多少、防疫时间长短、副作用大小等方面的区别。

目前，国产疫苗和进口疫苗都通过了国家卫生部门的严格检查，生产线都是按照GMP要求，由国家医药监督管理局批准生产。人们可以根据自己的经济承受能力选择使用。

25. 患先天性心脏病的孩子能不能打疫苗

先天性心脏病的种类很多，如小型室间隔缺损、房间隔缺损、动脉导管未闭等。这些先天性心脏病早期都不至于出现心功能改变，因此预防接种不会对他们产生严重影响。另外这些儿童因为心脏有缺陷，所以比健康儿童更易感染疾病，而且一旦感染疾病也较难治愈，因此更应该预防接种。只有那些发绀型先天性心脏病（如发绀四联症或其他复杂畸形）或已经出现心功能障碍的先天性心脏病患儿才不能打预防针，但口服脊髓灰质炎糖丸还是安全的。

26. 打预防针后不一定都发热

是不是所有打了预防针的孩子都会发热？

孩子在预防接种后不一定都会发热。预防接种后的孩子会不会发热与预防接种的疫苗有关。有的疫苗如卡介苗、脊髓灰质炎糖丸不会引起发热；而“百白破”、伤寒、副伤寒、乙脑、流脑等疫苗则会使有些儿童发热；麻疹疫苗接种后 7 天左右，少数儿童会持续发热几天。预防接种引起的发热一般都不会很高。如果体温特别高就要仔细检查，并继续观察是否有其他疾病并发，以便及时发现、治疗。

为什么接种伤寒、副伤寒三联菌苗后反应比较大？

三联菌苗是一种杀死了的菌体菌苗，由于伤寒、副伤寒菌体内含有的内毒素毒性比其他肠道细菌大，所以菌苗接种后反应比较大。常见的反应有注射部位红肿、胀痛，以及高热、嗜睡、疲倦等反应。

27. 流感疫苗分几种

流感疫苗有减毒活疫苗和灭活疫苗两类。

(1)减毒活疫苗:常规使用鼻腔喷雾法接种,发热反应率偏高,适用于一般人群。接种后14天开始产生抗体,一个月后达高峰,免疫力持续6个月到1年左右。我国多次观察减毒活疫苗预防效果比未接种者高2～4倍。

(2)灭活疫苗:目前较常使用的有浓缩提纯疫苗和亚单位疫苗。接种反应较低,适用于减毒活疫苗禁忌者中的"高度受威胁人群",如婴幼儿、孕妇、老年人和慢性病患者。一般第一年皮下注射2针,以后每年加强1针。其预防效果比未接种者也是高2～4倍。

由于流感病毒有时常发生变异的特点,使疫苗的效果受到一定限制,需要随病毒变异而更新型种,所以流感疫苗的效果不稳定且只能降低发病率,不能控制流行。因此目前只有部分国家在重点人群中应用疫苗预防。

28. 卡介苗接种的阳性反应

在婴儿接种卡介苗3个月后,即婴儿满3个月时应到指定的医疗卫生保健机构进行卡介苗接种后效果的检查。当前采用"人型结核菌纯蛋白衍化物(PPD)"进行效果检查。具体做法是在婴儿的前臂掌侧中部,将PPD进行皮内注射,类似做青霉素皮试。所不同的是观察结果的时间不同。注射PPD后,经48～72小时进行复查。如果注射部位只有针眼大小的痕迹而无硬结则为阴性反应,说明卡介苗接种后无效果,此时应请医生做进一步检查以探明原因，是否与婴儿自身免疫功能不足有关，是否卡介苗接种过程技术操作有问题，然后再做处理。如果注射部位出现红肿并有直径为5～10毫米大小的硬结则为阳性反应，大约95%的婴儿是阳性反应，这说明卡介苗接种后在体内产生了对结核菌的抵抗力。如果注射部位的硬结直径超过20毫米或在红肿、硬结上有水疱、坏死出现，属于强阳性反应，这时应到医院进一步检查以确定婴儿体内结核菌感染情况，相应的处理。

接种部位脓肿或溃疡超过6个月不愈的，家长应该再检查一下孩子是否腋下淋巴结明显肿大，建议带孩子去结核病防治所检查，如确为脓疱，需要用消毒注射器将脓液抽出，一般2～3次即可痊愈。如脓疱有破溃趋势可切开引流，手术切口会比自然破溃破口整齐，引流通畅的愈合也快，局部可用利福平粉剂涂敷。如果孩子腋下淋巴结直径超过1厘米则可局部热敷或加用抗结核药物。

29. 6个月以内婴儿需要接种的疫苗有哪些

2～6个月婴儿需接种多次疫苗，如口服小儿麻痹糖丸、注射百白破三联疫苗、乙型肝炎疫苗和乙脑疫苗。每次接种都有一定的时间和要求。

在婴儿满4个月时应口服第三颗麻痹糖丸，至此即完成了全程的基础免疫，在婴儿体内产生了足够的抗小儿麻痹症的抗体，可维持2～3年。因此，在4岁左右还应再服1次以强化对该疾病的抵抗力。

百白破三联疫苗从婴儿出生后满3个月开始接种第一

针，要完成该疫苗的基础免疫还需在出生后满4个月和满5个月时再各接种1次。注射百白破三联疫苗的第二针后，因注射剂量增加了往往会发生一定的反应，如在接种后的当天晚上婴儿会哭闹不安，难以入睡，有时还会发热。注射的局部会红肿、疼痛可使婴儿烦躁不安。这种反应一般可持续1～2天而自行恢复，不需处理。如果婴儿体温升至39.5℃以上，有抽搐、惊厥、持续性惊叫等严重反应时，家长应该带孩子及时到医院进行诊治。在进行第三针注射时应将上述情况反馈给医生，由医生决定是减少剂量注射还是改用白破疫苗注射，或是不再进行第三针注射，以免再次发生严重反应或过敏反应。

乙型肝炎疫苗的第三针应在婴儿满6个月时接种。因为与第二针相隔时间较长，有的家长往往会忘记。如果不接种第三针，抗体水平低且持续时间短。

30. 麻疹疫苗何时接种合适

7～9个月的婴儿需要接种麻疹减毒活疫苗，接种麻疹疫苗后可预防婴儿患麻疹。

目前，规定在婴儿8个月时都应接种麻疹疫苗。这是因为在婴儿8个月时由母亲传递给婴儿的麻疹抗体逐渐消失，婴儿对麻疹的抵抗力下降。这时必须采取人工的方法，即注射麻疹疫苗，在婴儿体内经过一次轻微的麻疹病毒感染，从而在体内产生相应抗体，对麻疹有了抵抗力，这种抵抗力一般可持续3～4年。

接种时在婴儿的上臂外侧进行皮下注射。接种麻疹疫苗后反应很轻，仅少数婴儿在接种后 6～10 天可有发热，但体温不会超过 38.5℃，持续 2 天即消退。婴儿的精神、食欲均不受影响。也有的婴儿在接种后发热的同时可出现皮疹，多见于胸、腹及背部的皮肤，皮疹数目不多并且1～2天内即消失，皮疹消失后也不会像患麻疹那样皮肤上留有褐色斑。因此不需要做任何处理。在注射的局部一般无不良反应。

在婴儿患有发热，其他疾病的急性期、恢复期均应暂缓接种。对鸡蛋过敏的婴儿应当慎重使用麻疹疫苗。在注射丙种球蛋白、胎盘球蛋白后需间隔 30 天才可接种麻疹疫苗。而接种麻疹疫苗后 2 周才可注射胎盘球蛋白或丙种球蛋白等，以免影响麻疹疫苗的免疫效果。

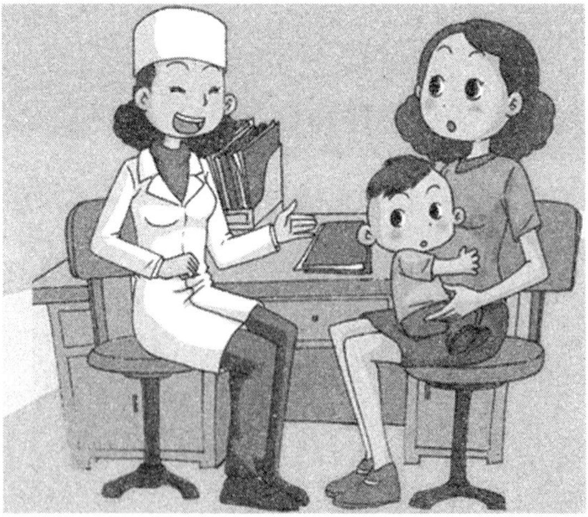

31. 1岁儿童要接种流脑和乙脑疫苗

婴儿1岁时应接种流脑多糖疫苗和乙脑疫苗。按规定在婴儿10～12个月期间进行流脑疫苗的初次接种，需要接种2次完成基础免疫，两次之间应间隔3个月。乙脑疫苗有两种，一种是灭活的，一种是减毒的，我国免费的是灭活疫苗，这种初免是2针，间隔7～10天，减毒的初免是1针。两种比较，灭活的要多注射1次，但孩子反应相对较小，接种减毒疫苗的孩子可以少注射1次，但反应相对较大。

这两种疫苗一般接种在婴儿的上臂外侧三角肌附着处，进行皮下注射。接种后反应轻微，仅少数孩子出现接种部位有红晕、硬结等反应，全身仅有发热，偶尔可出现过敏反应，这些反应经过1～2天后也会自行消失，不需要做任何处理。

五、日常生活保健与提高免疫力

(一)不良生活习惯会影响免疫力

1. 睡眠时间过少影响孩子智力

儿童正在长身体的时候，睡眠时间要适当，既不能过多睡懒觉又不能缺觉，二者都是有碍儿童健康的。特别是孩子不能睡眠时间过少。

据调查结果证明，7～8岁学生每天晚上睡眠不足8小时者，有61%的人跟不上功课；39%的人勉强达平均分数线。每晚睡眠长达10小时者，只有13%的人跟不上功课，76%的人成绩中等，11%的人成绩优良。长期睡眠少的儿童常伴有语言障碍，如口吃、嘴笨等。因此，孩子忌睡眠时间太少。

孩子睡眠时间少不但影响学习成绩，而且妨碍智力发育。这一点应该引起家长们的注意。

2. 避免损伤孩子听力的因素

据统计，我国目前有近200万人患有听力障碍，其中孩子约占 50%。看来听力保健也得从娃娃抓起。以下 6 种因素是孩子听力损伤的主要原因，家长应予以充分重视。

（1）掏耳：当孩子说耳朵痒时，有些父母会信手取来发夹、短木棒、毛线针等物，甚至直接用纤长的手指甲在孩子的耳朵里盲目掏挖。这时，稍有疏忽或不慎被他人碰撞极容易戳破孩子耳道深处薄薄的鼓膜，造成鼓膜破裂、穿孔。这不仅会引起耳痛、出血，而且还会使外耳与中耳腔直接相通，细菌也就乘虚而入引起感染。鼓膜参与声音传导，若鼓膜穿孔会直接影响孩子听力。

（2）中耳炎：由于耳咽管解剖结构上的特点，婴幼儿在伤风感冒、以平仰位置吸吮乳汁或恶心、呕吐时，常常会引起中耳腔的细菌感染发生急性化脓性中耳炎。当中耳腔内脓液不断增多时，孩子会因耳痛加剧而大哭，中耳腔内脓液增多的压力也会引起鼓膜穿孔、破裂。如果不及时就医或治疗不彻底，会造成慢性化脓性中耳炎，如鼓膜不断遭到破坏穿孔越来越大，对听力的影响将日趋严重。

（3）药物中毒：孩子患伤风感冒、头痛发热时，如医生盲目给孩子注射链霉素、庆大霉素、卡那霉素等耳毒性药物会导致少数过敏体质的孩子内耳听觉器官中毒，听力明显下降甚至耳聋。如果病情发生在孩子学说话之前，孩子就可能变成聋哑人。据统计，因使用这类药物引起的耳聋占药物性耳聋的 97%。因而，应尽量避免使用这些耳毒性药物。

（4）外伤：耳外伤原因包括：孩子淘气时，有些父母盛怒之下，不分青红皂白给孩子几个巴掌；喜庆佳节，燃放的鞭炮突然在孩子耳边爆炸，巨大气浪直冲耳道内鼓膜；游泳时，孩子一侧耳朵先撞击水面。以上外伤都会造成鼓膜破裂、穿孔，直接造成听力减退。

(5)耳周病变：耳朵邻近器官的病变，如鼻炎、副鼻窦炎、扁桃体炎，有时也会涉及中耳腔，从而引起听力减退。

(6)噪声：有些孩子在收看电视或收听音乐时，往往喜欢把音量开得很大；有的孩子还喜欢听立体声音乐，戴上耳机一听就是几小时，甚至在行走或做功课时都不愿取下。殊不知，长时间接触高分贝的噪声会对内耳听觉器官的神经末梢造成不良刺激，对听力的损害很大。

3. 不可忽视儿童运动不足

现在的儿童比以前的同龄儿童个子高、肩膀宽、身体重。可是不少孩子的肺活量小，臂力弱，动手能力差。个儿大，看样子很健壮的孩子往往是近视眼、平足、有自主神经-血管张力障碍，教师与家长抱怨这些孩子神经过敏、情绪不稳、注意力不集中、坐不住。许多研究人员认为，这大都是肌力衰弱，即活动不够造成的。

孩子的体力活动与他们对活动的天然需要有很大差距。即使爱走、爱跑、爱玩和爱活动孩子的日常运动量也不够。而明显的肌力衰弱则是在上学后发生的。在教室里上课坐着，在家做功课也得坐着，晚上看电视还是坐着，而且往往是在通风不佳的场所。你们可以看一看自己的孩子活动时间有多少，坐着的时间有多少。很显然这些时间是不成比例的，这不能不引起人们的不安。活动不够对孩子来说，比对大人更危险。活动不够可能会使身体发育不协调，这为许多功能性障碍提供了可能。

活动不够所以可怕，首先是因为它会缩小心血管系统和呼吸器官的适应能力，降低自理能力和耐心，孩子在从事体力与脑力劳动时很容易疲劳。

国外的研究机构所进行的专门调查表明，肌力衰弱会降低对致病微生物和温度变化的抵抗力。因此，活动少的儿童比活动多的同龄儿童更易得口腔传染病。

孩子的生活方式同中枢神经系统与自主神经系统的功能之间有着必然联系。不常在室外活动、不做操和不从事体育活动的儿童，往往很任性，睡眠差，对外界刺激敏感。可以认为，得动脉高血压的人年龄越来越小，在很大的程度上也是肌力衰弱造成的。当然，它也是体重过轻的儿童数量增加的主要原因之一。

因此，鼓励、支持、引导孩子，每天进行一定量的体育运动和户外活动，实乃不可忽视。

4. 张口呼吸会影响孩子的智力

每个人都有感冒后全身难受的体会，特别是因感冒引起鼻子严重堵塞，眼胀头痛，以致张口呼吸，使人精疲力竭，坐卧不安。儿童患感冒后，张口呼吸不仅使孩子唇焦舌燥、嗓子冒烟，而且会"引狼入室"，为病菌的长驱直入敞开方便之门，增加呼吸道感染的机会。

用口呼吸，孩子的胸廓扩张受限，肺脏膨胀不全，引起肺泡充气不足，造成漏斗胸。由于血液中含氧量下降，暂时性缺氧与二氧化碳堆积导致心肺功能异常。因鼻塞，进食时呼吸不畅，常囫囵吞食，易致消化不良，影响孩子的生长发育。

同时，气体经孩子口呼出，使孩子口齿不清。夜晚睡觉打鼾，睡眠不稳，容易被噩梦惊醒；白天精神萎靡，头昏脑涨。

人的鼻咽与中耳有咽鼓管相通，由于孩子咽部开口处被肥大的增殖体堵塞，耳内气体被吸收而形成负压，导致耳内闷痛，听力下降。感染经咽鼓管"株连"中耳，引起渗出性或化脓性中耳炎，进而损害孩子的听力，使孩子的学习能力下降。

鉴于上述方面，家长一旦发现孩子用口呼吸，应尽早带孩子到医院检查治疗。

5. 用口呼吸多得病

有些家长和我聊天时经常提到，他们的孩子常常张着嘴呼吸，不知道这样是不是对孩子的健康不利。

正常人吸入空气，需经鼻腔、气管，进入肺。但如果鼻腔或鼻咽部因某种疾病而堵塞，孩子就不由自主地用口呼吸以维持体内正常的气体交换。但是，长期用口呼吸，会使鼻子这个天然的"恒温箱"和"除尘器"的功能减弱，很容易导致呼吸道感染和引起其他疾病。

当发现孩子鼻塞并用口呼吸时，家长应及时带孩子去医院检查，以免贻误治疗的时机。引起孩子鼻塞而被迫用口呼吸的原因较多，常见的有以下几种。

(1)扁桃体过度肥大：位于鼻咽腔的咽扁桃体肥大也叫增殖体肥大，是引起孩子用口呼吸最常见的病因。孩子除有鼻塞外，还可能在睡眠时打鼾和气喘，睡眠不安。有的孩子面部发育出现障碍，呈现"增殖体面容"，其特点是硬腭高拱，切牙外突，嘴唇厚，上唇上翘，面部表情呆滞。如果增殖体压迫邻近的咽鼓管开口，还可并发中耳炎，使孩子的听力受影响。一经确诊增殖体过度肥大，应及早进行增殖体切除术。

(2)伤风感冒和鼻旁窦感染：孩子的鼻腔和鼻旁窦的黏膜很柔嫩，黏膜下血管和腺体很丰富，一旦发生感冒或鼻旁窦感染，黏膜很容易充血水肿，分泌物增多，鼻腔的通道被堵塞，黏性或脓性的鼻涕潴留在鼻内，导致呼吸不畅，出现鼻塞感。一般情况下，感冒治愈后，鼻旁窦炎症控制了，鼻塞就会逐渐消除。

(3)鼻腔异物：有的孩子出于好奇将纸团、果核、瓜子、纽扣等塞入鼻内。时间久了，异物会在鼻腔内引起感染，流黄脓鼻涕或少许血性鼻涕，导致单侧性鼻塞。

(4)鼻中隔脓肿或血肿：当孩子患了鼻中隔脓肿或血肿时，肿胀的黏膜和脓液汇鼻道，也能引起双侧或单侧性鼻塞，并可伴有鼻肿、发热等症状。

(5)先天性后鼻孔闭锁或肿瘤：新生儿不能用鼻子呼吸，家长就要引起警惕了。应请医生仔细检查后鼻孔和鼻咽腔，以便排除先天性后鼻孔闭锁或肿瘤的可能。

6. 孩子为什么总是踢被子

有的妈妈会时常抱怨："每天醒来都看到孩子的被子掉在一边，露着胳膊、腿的，一摸小屁股冰凉，真担心他着凉。"

踢被很容易导致孩子生病，尤其是盖被子出汗后又踢掉被子，一热一冷很容易感冒。而腹部受凉又可使孩子出现腹泻、腹痛。

踢被子的原因有很多。一是因为睡前盖得太厚，感觉热了就会踢被子。再者，睡前喝水多，或是睡前特别兴奋都容易导致他们翻来覆去睡不踏实，乱踢被子。此外，在佝偻病的活动期也会出现踢被子的情况。所以，家长要分析孩子踢被的真正原因。如及时为孩子检查身体，避免缺钙的情况发生；可读书、讲故事，睡前保持安静；少饮水，少吃含水分多的水果，如西瓜等。

7. 肠胃紊乱与边走边吃零食有关

每天下午放学后，不少小学生就会手拿零食在回家的路上边走边吃，形成了一道“独特”的风景。那么，放学路上吃零食对小学生有什么影响？

大部分小学生放学路上吃零食并非是因为肚子饿，很大程度上是因为某种食品好吃，你买我买形成了一种攀比心理。李先生的儿子上小学二年级，几乎每天都会向家里要零花钱，而这部分钱基本上都用来买零食。问他是不是饿了才吃零食？小家伙说不是，主要是看到不少同学放学后都买零食吃，自己也就买上了。一名在公交车上吃零食的小学生也表示，自己并不是饿了才吃零食，而是因为他买的这种食品好吃。

某女士刚上小学的儿子近段时间肠胃不适，并伴有呕吐、腹泻等症状，到医院就诊，医生说，主要原因是孩子经常吃零食导致肠道运动功能及消化吸收功能紊乱。据了解，由于频繁吃零食导致这种症状的小学生不在少数。

小学生频繁吃零食是一种不良的饮食习惯，容易引发疾病。小学生正在长身体，偶然吃点零食对孩子的身体影响不大。但频繁地吃零食会打乱其正常的饮食规律，也容易诱发肠道运动功能及消化吸收功能紊乱，出现恶心、呕吐、腹泻等症状。而这种不良习惯一旦形成，除了影响消化系统正常功能外，也会影响儿童的生长发育。因为孩子如果零食吃饱了就会对正餐没有胃口。而零食的营养比较单一，久而久之会导致营养不良。为此，建议小学生尽量少吃零食。孩子如果有这种不良饮食习惯，家长应及时纠正。

8. 孩子熟睡后磨牙有原因

有些孩子熟睡后，牙咬得咯吱咯吱响，这种现象被医生称作为“齿介齿”。

孩子出现齿介齿，一般认为与以下因素有关。

(1)消化系统因素：最常见为肠道寄生虫。寄生虫在肠道内产生的毒素及其代谢产物可刺激肠壁，通过神经反射，不断刺激熟睡孩子的大脑相应部位，使咀嚼肌发生痉挛而引起磨牙。另外，饮食不当、消化不良也会引起小儿夜间磨牙。

(2)精神因素：孩子白天玩得太兴奋，过度紧张或疲劳，受惊吓或睡前过度兴奋使大脑皮质功能失调。由于大脑皮质的兴奋和抑制过程失调，使咀嚼肌运动发生一时性的不规则痉挛、收缩而产生磨牙。

(3)其他因素:慢性牙周疾病、癫痫、癔症或做梦吃东西也可造成磨牙。

9. 孩子夜间磨牙不只是有损牙齿

孩子如果只是偶尔发生一两次夜间磨牙,我们不必大惊小怪,因为这不会影响孩子的健康。可是要是孩子每天晚上都出现磨牙的现象就有危害了。

(1)磨牙会直接损伤牙齿。每天晚上磨牙不但会过早磨损牙齿,露出牙髓,还会引起牙本质过敏。这时孩子的牙齿在遇到冷、热、酸、甜的刺激时就会感到疼痛。

(2)因为牙周组织受到了损害,所以孩子还会得牙周病。

(3)夜间磨牙还会影响孩子面容。当孩子磨牙时,他的面部肌肉特别是咀嚼肌一直不停地收缩。长时间的紧张会使咀嚼肌纤维增粗,从而导致孩子的脸型变方,影响面容的健美。

(4)如果牙体组织磨损比较严重的话还会使牙齿的高度下降。面部的肌肉过度疲劳时会发生颞颌关节紊乱综合征,使孩子在说话、歌唱或吃饭时下颌关节及局部肌肉酸痛,甚至张口困难。这时的孩子在张口时下颌关节会发出丝丝的杂音,有的甚至发生下颌关节脱位。

(5)还会引起头痛、失眠、记忆力减退等症状。

10. “蛋壳生活”养出小胖墩

生活方式、生活环境的改变已经影响并将进一步影响人口素质的提高,其中青少年性发育异常就是一个突出的表现。我国学者曾对城市和农村婚前男青年的精液做了分析，结果发现农村青年的精子数量、活动度等10项指标远远高于城市青年。这表明，城市青年的精液质量明显退化。造成这种问题的根源在哪里呢？有关专家认为，关键是源于“蛋壳生活”。

“蛋壳生活”是指少年儿童的生活过于富裕安逸，常年过量的食用肥肉、肉制品、鸡蛋和饮料，大量的脂肪和糖进入孩子正在发育的机体，加之从小缺少劳动和锻炼，造成过度肥胖。孩子越来越肥胖，活动量越来越少，形成恶性循环并由此形成懒惰、任性等不良性格及体格发育上的障碍。很多人称之为“肥胖儿综合征”。

为什么肥胖可致男孩性发育异常呢？一般认为，肥胖使脑垂体后叶脂肪化，导致脑垂体功能下降，甚至丧失，不能释放男性激素并会出现睾丸缩小、阴茎不发育，形成小睾丸、小阴茎症及第二性征缺乏、女性化等病态。也有人认为，从小肥胖，睾丸间质被脂肪细胞浸润，从而影响间质细胞产生雄性激素的功能。

总体来看，我国农村少年儿童的性发育优于城市儿童。农村儿童在饮食方面比城市儿童要差一些，而他们的劳动和锻炼比城市儿童多得多。农村一些儿童上学每天来回要行走几里、十几里路程，而一些城市上学孩子连上下楼梯都要父母抱着或背着。如此鲜明的反差，难道不给人们启迪吗？有关专家提醒为人父母，必须使孩子从小避免过度肥胖。其关键的措施是要像农村儿童那样，极力恢复大自然的绿色饮食，让孩子多吃蔬菜、水果，不吃或少吃肉食，不喝或少喝含糖量高的饮料。此外就是增加体育及劳动锻炼机会,让他们积极参加力所能及的家务劳动,让他们在大自然的风雨中锻炼成长。对过度肥胖儿童,应及时去有关专科医院检查,如果发现异常要早治疗,以便尽快恢复正常的性功能。

11. 孩子肥胖与家长有密切关系

单纯性肥胖儿童的家庭都有以下共同点。

(1)家长的营养与健康意识薄弱,不了解肥胖对生命的危害。有的家长甚至用快餐、甜食等作为奖励诱导孩子,导致肥胖发生。

(2)家长由于工作繁忙,无心照顾孩子的饮食起居。有的父母给孩子安排的不是健康营养的三餐而是饭钱,导致孩子按照自己的嗜好购买食物,如巧克力、炸鸡、汽水等,时间一长就养成了不健康的饮食习惯。

(3)家庭成员大都没有规律的运动习惯,而且都偏胖或正在发胖。部分家长不懂运动对儿童成长发育的重要性,对孩子过分保护,明显限制了孩子的活动空间和时间。

12. 饮食坏习惯使孩子胖起来

由于有些父母不加留意或溺爱使孩子从小养成错误的饮食和生活习惯,导致发胖。这些坏习惯包括以下方面。①不吃早餐。②吃饭速度快,狼吞虎咽。③喜欢待在家里,不习惯户外活动。④每次吃饭都要吃得很饱才罢休。⑤喜欢玩游戏机或电脑,而且长时间看电视。⑥大多有晚上睡觉前吃东西的习惯。⑦不做家务。⑧爱吃快餐或油炸食物。⑨常喝甜饮料。⑩偏食，讨厌吃青菜、水果。

13. 电视也会让孩子得“斜视”

现代生活方式越来越倾向于“坐着”休闲，孩子游戏活动的时间少了，坐在电视机前的时间越来越多，“歪头斜视”的现象也日益增多。歪头就是孩子的脸面转向右侧或左侧、低头或仰头看电视；斜视是孩子双眼向侧方注视或双眼向上或向下转。这种现象多见于学龄前儿童，亦可见于小学生。由于斜视的影响，孩子几乎均存在不同程度的散光，部分孩子还会有屈光不正，如近视或远视。

这种由于看电视而引起的“歪头斜视”现象就是电视性斜视。孩子看电视的时间过长、过分专心就会无意识地将头歪向一侧，双眼向另一侧凝视，久之便形成习惯性动作。如果电视机的位置和孩子的头部位置不相称，孩子也容易得电视性斜视。电视机屏幕过低，孩子看电视时头就会过于前倾；电视机屏幕过高，孩子的头颈就会过于后仰。

学龄前的孩子每次看 20～30 分钟的电视后，目光就应该离开电视屏幕；看电视时的坐姿要端正，爸爸妈妈应该检查家中电视机的位置和高度，进行适当的调整。

如果孩子有歪头斜视的现象但没有屈光不正，除了应该尽量少看电视及注意上述事项外，无需特殊治疗。随着孩子年龄的增长，歪头斜视现象是可以消失的。如果孩子已经有了屈光不正，就应该及时到医院请眼科医生检查并予以矫正。

14. 孩子打鼾危害大

鼾症，医学上称为“阻塞性睡眠呼吸暂停低通气综合征”，是一种严重危害少年儿童成长的疾病。鼾症影响少年儿童的身心健康及生长发育的各个方面。

(1)注意力不集中，智力降低：人在睡眠过程中出现呼吸暂停会导致空气不能进入肺中，从而使血中氧气含量下降，导致机体缺氧。大脑是人体中对缺氧最敏感的器官，也就成为最先受到鼾症影响的器官。研究显示，打鼾儿童的注意力受损、记忆力下降、智商降低。一项针对打鼾对儿童学习成绩远期影响的研究发现，学习成绩差的中学生中 12.9%的学生在2～6 岁有打鼾病史，远远高出学习成绩好的中学生。

(2)生长发育迟缓：鼾症孩子的体重经常低于正常。经过恰当的治疗，气道恢复正常后，孩子的体重随即增加。鼾症孩子低体重的机制不明，但多数学者认为与吞咽困难相关。鼾症儿童吃饭都很慢，并且不喜欢需要咀嚼的食物。此外，鼾症孩子上气道阻塞常常导致孩子嗅觉减退，从而影响食欲。鼾症孩子常常出现生长发育迟缓，一般认为，睡眠时能量消耗的增加是造成儿童生长发育迟缓的原因，而鼾症孩子夜间费力呼吸是导致睡眠时能量消耗过多的原因。当然，鼾症孩子夜间睡眠障碍导致的生长激素分泌受损也是生长发育迟缓的重要原因。

(3)血压异常：高血压、肺心病是成人鼾症的常见并发症，儿童患者中也有相似的情况。鼾症孩子常有舒张性高血压，其可能原因是睡眠中不断觉醒引起的神经功能紊乱。

(4)多动及侵犯行为：鼾症孩子常表现为多动、易激惹及侵犯性行为，这可能是由于长期夜间缺氧所致。而因扁桃体肥大造成的鼾症孩子在行扁桃体切除后，随着夜间缺氧症状的改善，其行为也发生明显的改变。另外，还有不少儿童表现为心理发育障碍，如过度害羞、忧郁和社会适应能力差等。

(5)面部发育畸形：鼾症还可以引起颅面部骨骼发育异常。临床观察发现，大约15%的鼾症孩子有面部发育畸形，其原因多与张口呼吸有关。

(6)内分泌及代谢功能紊乱：鼾症孩子还表现为夜间睡眠时多汗，其主要原因是缺氧所致的神经、内分泌及代谢功能紊乱。其次呼吸道阻塞导致儿童夜间呼吸费力，也可使能量代谢增加，汗液分泌增多。梦游、夜惊等奇怪睡眠在鼾症孩子中的发生率明显高于正常儿童。

总之，鼾症对儿童的影响是多方面的，应该引起孩子家庭、社会的高度关注。

(二)好的生活习惯可增强免疫力

15. 宝宝保健七宜

宝宝的日常保健需要注意以下这几条。

(1)背宜暖：幼儿如感受风寒，易伤背部的肺俞穴，会出现感冒、咳嗽、发热等症。所以，要注意保持幼儿背部温暖，以防寒邪侵袭肺脏，发生疾病。

(2)腹宜暖：腹部有胃、脾、肠等消化器官。如幼儿饮食过于偏凉或身体寒盛，都可因为受寒而致其脾胃功能失调，出现腹痛、腹泻、呕吐等症状。

(3)足宜暖：中医学认为，“脚是人体之根”，脚上汇集六条经脉的穴位多达33个。俗语“寒从脚下生”，平时用热水洗脚，可调节脚部的血脉通畅，增强自身抗病能力，促进幼儿机体健康发育。

(4)头宜凉：中医学认为，“头为诸阳之会”。如幼儿身体阳盛，或是天寒季节，头部包得过紧，皆可致内热上攻于头，出现头疮、目赤红肿等症。

(5)宜避惊吓：幼儿惊吓症多与外界有关。如某些异常声音，火车鸣笛，闪电雷鸣等。再如一些异常现象，电影、电视中某些激烈凶杀镜头等，都会造成幼儿惊吓。遇此情况，父母应用亲切的语言安慰孩子，使其逐渐适应外界环境。若幼儿因受惊吓患病，要及时治疗。

(6)营养宜平衡：卫生及合理的膳食是喂养幼儿的关键。饮食要注意荤素搭配，定时定量，切忌忽饥忽饱、偏食。否则会伤脾胃，出现厌食、消瘦、腹泻等症状。

(7)有病宜早求医：幼儿如患病，应到医院诊治，切忌有病乱吃药，或有病不医，这样往往会延误良机，造成严重后果。

16. 宝宝健康生活七不宜

日常生活中有一些常为年轻父母所忽略，而确实是宝宝所不适宜的事。

(1)不宜托腮：宝宝经常托腮，使腮部受压，久而久之会妨碍牙齿的正常发育。

(2)不宜睡在大人中间:宝宝睡在父母之间,父母排出的二氧化碳废气使宝宝处于一个供氧不足而二氧化碳弥漫的小环境里,宝宝就会出现睡眠不沉或半夜哭闹等现象,影响其生长发育。

(3)不宜穿硬质皮鞋:小孩足部、腿部的骨骼和肌肉极为娇弱。皮鞋硬度过大,伸缩性又小,极可能压迫足部血管而造成血液循环不畅,会影响脚掌、脚趾的生长,也易诱使足部的畸形。

(4)不宜戴有色眼镜:宝宝的视觉是随年龄的增长而逐渐发育的。常戴有色眼镜,视网膜没有得到足够的光刺激而不能参与视觉发育过程,会造成弱视。

(5)不宜参加拔河比赛:拔河比赛时,年龄尚小的儿童若闭口憋气,有时一次憋气长达 10 多秒钟,突然张口呼气时,由于胸腔内压突然降低,静脉血流冲向心房,容易冲破宝宝柔薄的心脏。

(6)不宜啃指甲:这样做不仅不雅观,还会将指甲上的病菌吮入体内,导致疾病发生。

(7)不宜着异性衣服:孩子着异性衣服,或发型上模仿异性,可能极大地搅乱孩子的性别意识,长此下去甚至导致性变态。

17. 小孩子秋天穿衣要适当

“一场秋雨一场寒”,当渐渐进入秋天时,孩子的衣着也该换季了。秋天的日夜温差特别大,孩子在室内或户外该怎么穿才好呢?

室内外穿衣有别。天凉好个秋，爸爸妈妈若要和小孩子一起出门，别忘了外出时一定要带薄外套、薄长裤。即使只是前往距离很近的地方，都要经过短暂的户外道路，此时更应给孩子做好防风保暖的工作。

在孩子的衣着方面，其中最重要的一项就是帽子。帽子的功能很多，白天可以遮阳、天凉了可以保暖、保护头皮。孩子受凉的几率会大大降低。

天气稍微一转凉，爸爸妈妈出门时一般会帮孩子穿上薄外套。但是，新手爸妈们注意了，不仅要懂得给孩子穿衣服，更要懂得适时给孩子脱衣服，不要让小孩子忽冷忽热。一般而言，小孩子皮下脂肪较薄，且中枢调控体温的机制较不成熟，加上基础代谢率较高，所以小孩子很容易汗流满身，也很容易着凉，所以穿脱衣服是门很大的学问。

从外面回家后，先别急着给孩子脱外套，毕竟婴儿适应温度的能力不及大人，还是应该先让孩子稍微适应一下室内的温度。也就是说，秋天的天气常常是外面闷热而室内凉爽，一下子把孩子的外套脱掉了，说不定孩子反而会在进门后着凉。因此进了家门，就更应该给孩子一点时间去适应室内外的温差。

若外面下着毛毛雨，即使孩子的衣服只是稍微有点儿淋湿了，回家后仍应立即换上干爽的衣服，以免孩子感冒。

18. 冬季保护好孩子的呼吸系统十分重要

冬季是孩子呼吸道感染的高发季节，到医院就诊的孩子中80%以上属于感冒、咳嗽、气管炎、肺炎等呼吸道疾病。

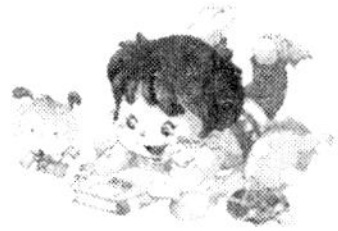

每年约有200万5岁以下儿童死于急性呼吸系统感染。为什么会这样呢？孩子呼吸道正在发育，其分泌的免疫球蛋白比成年人要少许多，而免疫球蛋白具有局部的防御作用，能够抵抗入侵的细菌和病毒。同时，气管黏膜发育不完全，纤毛稀少，不利于灰尘、细菌、黏液的清除和排出。所以孩子比较容易发生感冒、支气管炎等呼吸道感染。

空气污染是导致孩子呼吸系统感染疾病的主要原因之一。过去过敏原只限于花粉、家养牲畜等，而现在室内装修有害气体污染、室外空气污染，以及螨虫、猫狗等宠物分泌物成为儿童致病的四大主要原因。此外，被烟草污染的环境也会严重影响孩子的健康。

所以，家长要重视孩子的呼吸道发育，为孩子提供绿色呼吸环境。户外锻炼、增强体质是根本的办法；适当进行户外活动，多晒太阳，加强体格锻炼。在加减衣服时一定要谨慎，但不要过度呵护而使孩子降低自身抵御寒冷的能力；饮食营养要丰富、均衡并养成良好的饮食习惯；避免接触污染源，并保持室内空气新鲜，经常通风；另外孩子要养成良好的卫生习惯，保持鼻腔清洁，不用手挖鼻孔，以免异物呛入气管。

19. 教会孩子保护自己的嗓子

孩子是活泼可爱的，爱说、爱笑、爱玩、爱闹。可是小孩子并不懂得如何保护自己的嗓子。

(1)避免扯开嗓门叫嚷：上课发言要举手，别人发言无论对错，要等听完以后再表达意见，不要大声喊叫打断别

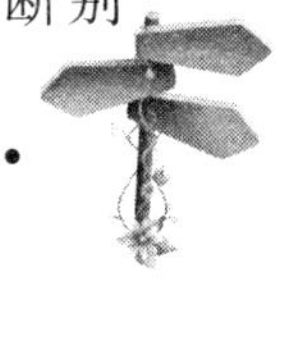

人。这样既可以保护声带又可以培养良好的礼貌修养。

(2)不要长时间说话：每次说话后要休息一段时间、喝口水。在背景声音嘈杂的环境中尽量少说话，以免孩子需要直起喉咙喊叫才能让对方听见。长时间说话后不适合立即吃冷饮或喝冷开水，平时少吃辛辣刺激的食物，尤其是孩子的变声期，这样可以避免孩子的声带黏膜遭受局部性刺激。孩子感冒和咳嗽时尽量少发声，从而减轻由于生病引起的声带充血水肿。

(3)唱适合的歌曲：有的孩子在唱歌时喜欢“吼叫”型的歌曲，以为吼得越响越好，这样很容易引起声带损伤。

(4)积极治疗与声带相关的五官疾病：如果孩子出现声带小结而医生不建议手术治疗就要注意保养。一般等孩子到了青春期，随着内分泌的变化，小结会逐渐消退。

(三)睡眠好才能身体好

20. 让孩子养成好的睡眠习惯

睡眠对于儿童来说，不仅可以恢复体力、储存能量、促进体格生长，同时还有助于其神经系统的发育，有助于促进学习记忆活动。因此，充足的睡眠无疑是儿童健康成长的重要保证，家长们要提高儿童睡眠健康意识。

那么，怎样才能使不想上床睡觉的孩子改变不良的睡眠习惯呢？

(1)睡前不要让孩子太兴奋：不要在睡觉前嬉闹和玩

要,因为这样会使小孩兴奋,在孩子吃完晚饭后不要参与使小孩子兴奋的游戏,不让小孩看刺激性的电视节目。小孩在白天活动一天后要有1小时的时间安静下来。

(2)急催孩子睡觉不可取:不要急催孩子睡觉,要心平气和。父母焦躁不安会使孩子的情绪也受到影响。不能让小孩有父母想要摆脱他的感觉。否则孩子就会哭闹,不愿上床睡觉。

(3)让孩子睡觉有规律:小孩应该每天晚上在同一时间上床睡觉。如果小孩长大一些了,可允许晚睡15分钟,周末允许小孩睡晚一些。

(4)为孩子创造亲切的气氛:当小孩躺在床上时,妈妈给孩子朗读一个小故事或与孩子聊聊白天的事情。睡前吻他一下,然后让小孩单独待一会儿。孩子不一定会马上睡着,但他需要这个“灰色区”来放松。

(5)暴力并不能让孩子喜欢睡觉:不要用暴力强迫小孩睡觉。上床睡觉不应该使用处罚,否则小孩会抗拒上床睡觉。

(6)上床睡觉要守时:告诉孩子要准时,现在是上床睡觉的时候了。因为小孩还没有时间观念。父母可以帮助小孩一起做睡前准备。

(7)睡觉需要舒适气氛:在孩子的床上放一些动物玩具或布置一个空间,使孩子的床变得美丽舒适,床上用品让小孩自己挑选,并和小孩一起布置自己睡觉的小天地,这样孩子每天晚上都会乐意上床睡觉了。

(8)家长是孩子的榜样:家长要尽量做到以身作则,使自己的睡眠习惯和时间科学化，不要与孩子同睡，应该尽量创造条件让儿童有充足、高质量的睡眠时间，以促进儿童的智能发育和体格生长。

21. 孩子合适的睡眠时间是多少

孩子年龄越小所需睡眠时间越长。不同年龄平均睡眠时间为：3～4 岁需要睡 12 小时；4～5 岁需要睡 11 小时；5～6 岁需要睡 10 小时。

孩子每天睡眠一般指 2 个时间：夜晚和午睡。夜晚很重要，午睡也不能忽视。孩子身体正在发育之中，由于参加集体教育活动和各种游戏活动，早晨至中午身体很疲劳，需要午睡。饭后静养使食物得以消化。午睡有益孩子身心，午睡时间的长短应随孩子的年龄、个性及气候而变化。一般睡 1.5～3 小时即可。有时孩子睡时过长要轻轻唤醒，以免晚上难以入睡。夜晚睡眠应在 8∶00～8∶30 入睡为宜。

22. 合理睡眠习惯从点滴做起

为了让孩子有个健康的身体，应该让孩子拥有充足高质量的睡眠。睡眠的质与量都需得到保证。除了早睡，家长还需注意保持孩子睡眠的完整、不间断。如果经常夜起或睡眠不深就会影响生长激素的分泌。

为了保证优质睡眠，避免睡眠中途间断，家长必须要注意以下几点。

(1)孩子晚餐不要吃得太饱，睡前不吃零食，也不要饮水过多，以免过饱和夜尿多影响睡眠。

(2)孩子睡觉的衣服要柔软、舒适、宽大。

(3)让孩子保持舒适、呼吸顺畅的睡姿。不必苛求必须保持何种睡姿。但是，如果发现孩子压住胸口呼吸不畅就应该在尽量不弄醒孩子的前提下帮他转换姿势。

(4)营造良好的睡眠环境，房内光线不要太强，环境要保持安静，室温要适宜。

(5)定时起居。每天要按时入睡、按时起床，家长帮孩子形成条件反射。

(6)独睡小床，用自己的被褥和枕头。

(7)睡前洗漱，尽可能洗澡，如果没有条件就洗脸、刷牙、洗脚。

(8)正确的睡眠姿势是头在被外，最好是右侧卧，身体略弯曲。

23. 孩子睡眠中常见的不良习惯

(1)咬手帕、被头，抓物，抱物：这是一种心理疾病。以前家长抱着睡或陪着睡，使孩子产生依恋情绪，醒后发现家长不在身边则有恐惧心理。由于害怕而找心理寄托，咬东西、抱玩具、抱枕头，并逐渐形成了习惯。

(2)下床气(醒后发脾气)：第一是孩子的心理疾病，如家长答应陪着睡，而他醒后好长一段时间不见家长，于是就发怒。第二是由于孩子怕离开父母，怕父母送他到不愿意去的地方或不想去幼儿园而借故发泄。第三是因为晚上睡觉太晚，第二天家长急于上班就把熟睡中的孩子叫醒，孩子因睡眠时间不够而发脾气。

(3)开灯睡觉:这是由于孩子胆小害怕。不要当孩子的面讲鬼怪故事、看恐怖的电视或电影等。

24. 让孩子独自睡觉好

让孩子独自睡觉,这是要从小做起的。如果孩子一出生就独自睡觉,他就不会有变化的苦恼。如果起初没有让孩子独自睡也没关系,只需要付出耐心,他一样会独立睡觉的。

首先要给他一个睡觉的环境,如光线要暗,卧室和床只是睡觉的地方,不是玩的地方。

其次给他一个暗示,做完某件事情后就该睡觉了。如每晚睡前洗澡,这样,他就习惯了洗澡之后就去睡觉。最重要的一点就是,所有的孩子在初次独立睡觉的时候都会哭闹,这个时候就要考验父母的耐性了。父母千万不要因为心痛他而马上进去陪他。否则会浪费之前所有的劳动。

25. 为孩子创造一个好的睡眠环境

(1)为孩子创造良好的睡眠条件和环境:睡眠环境要安静,空气要清新,被褥要柔软。

(2)有条件的孩子穿睡衣睡觉:睡衣用棉布材料,宽大柔软,使孩子全身血脉畅通。

(3)独睡一床:这样能避免父母所呼出的碳酸气被孩子吸去,同时也养成孩子独立的生活习惯。

(4)孩子便溺有定所:便盆放在固定地方。夜里要便溺时，家长、老师要帮助幼小的孩子，只需轻轻地提醒他，否则容易造成孩子夜间兴奋、睡不着觉；大点儿的孩子应独自便溺。

（5）孩子睡前应有适当的散步和娱乐：在幼儿园午睡前，老师可以让孩子自由结合去散步，看看美丽的花草、树木和可爱的小动物。晚间，无论在家还是幼儿园都要开展愉快、宽松的娱乐活动。例如，共用水果、同唱同歌、说笑话、讲动听的关于小动物睡觉的故事、看有趣的动画片、安静的集体游戏等，这样可使孩子们怀着愉悦的心情，安稳地进入甜甜的梦乡。

26. 如何让孩子快乐起床

叫孩子起床谁不会？可是如何合理的、温柔的、愉快的叫醒孩子可就是一门学问了。怎样叫孩子起床呢？这里有些小小的建议。

（1）买一只充满童趣的音乐小闹钟，让孩子认知神奇小钟的奥秘，乐意和钟交朋友。听到小闹钟的歌声就自己起床，孩子早晨高兴，一天都有好情绪。

（2）让孩子在轻声的呼唤和柔和的抚摸中醒来。适当提早叫醒孩子，家长可以俯首在孩子耳边，声音细柔悠长、富有节奏感，同时轻轻按摩孩子的腰椎和脊椎两边，直到把孩子唤醒。轻声、低频率的呼唤和按摩可避免喊叫带来的危害。

（3）对不同的年龄和不同个性的孩子采用不同的方法：小的孩子要在轻呼按摩中唤醒，大的孩子可以用小闹钟。

对使“下床气”特别重的孩子，家长可以给孩子念熟悉儿歌，但是故意念错，引起孩子纠正，大人趁机表扬，分散注意力后，孩子就不会再发脾气了。

(4)在音乐声中醒来：在幼儿园午睡后或早晨起床时，广播室可以播放孩子喜爱的音乐，让孩子在美妙的音乐声中愉快地醒来。老师用表情或动作暗示先醒来的孩子起来，未醒的听到音响也会自然醒来；同时让早醒的孩子轻声唤醒身边的同伴。这种方法不仅早醒的孩子更清醒，也给孩子创造了与同伴交往的机会，并且练习了交往的技能。

现在的孩子是21世纪的栋梁，愿幼儿园教师和家长认真地为孩子创造良好的睡眠环境，保证每个孩子有足够的睡眠时间，培养孩子良好的睡眠习惯。

(四)锻炼身体提高免疫力

27. “冷锻炼”可以提高身体的免疫力

“冷锻炼”能提高身体的免疫力吗？这是很多家长都有的疑问。经过科学研究，适当的“冷锻炼”确实有提高身体免疫力的功效。

(1)冷锻炼让身体不再缺氧：冷空气中含有较多的氧可为机体提供充足的氧气，从而增强机体组织细胞的生命力，供给身体热能。

(2)冷锻炼加速血液循环：冷水比空气传热能力大28～

30 倍，对身体健康有很大促进作用，可加速血液循环。

秋季是天气由热到冷的转折点与过渡期，而冬季的麻烦一点儿也不比夏季少。为了增强机体的耐寒力，提高组织器官的免疫功能，进而减少冬季易发的疾病如感冒、支气管炎、肺炎等疾病，耐寒锻炼（又称为冷锻炼）不可少。

冷水锻炼就是冷锻炼中的一种，夏秋之交是冷水锻炼开始的黄金时间。冷水流的刺激能促进血液循环和新陈代谢，使体温调节功能反应的灵敏度增加，从而增强身体对外界冷热气温变化的应变能力，减少严寒所致疾病的发生，保护孩子平安过冬。从防病保健的角度看，所有发育正常的儿童都是冷水锻炼的适应人群。

28. “冷锻炼”让孩子不再怕冷

冬季是感冒的多发期，很多孩子在这段时期内反复感冒，日夜较大的温差固然是导致着凉的原因，但也说明了孩子的抵抗力低下。其实，要增强孩子的抵抗力并不难，除了在生活中注意饮食结构、睡眠规律，还有一种相当有效的锻炼方式，那就是冷锻炼。

什么叫冷锻炼呢？所谓冷锻炼，就是借助冷刺激促进孩子的新陈代谢，增强心肺的活动功能，供给身体热能，提高免疫和抗病能力。而冬季恰恰正是进行冷锻炼的大好时机。

（1）冷空气浴：让孩子少穿衣服，去室外接受冷空气的刺激。气温与体温的差别愈大，刺激作用愈强，对身体影响愈明显。

次数：每日 1 次，每次 3 分钟，等适应一段时间后再逐渐增加到 10～20 分钟。

温馨提示：①不得在饭前空腹或饭后饱胀时进行，早饭后 30 分钟是恰当的锻炼时间。②室外温度不能过低，18℃～20℃为宜。③孩子有着凉迹象，须立刻停止。

(2)冷水擦身：先用冷水洗手、洗脸，以后可用冷水擦上肢和颈部，逐渐达到冷水擦身。注意：①顺序应从手部至臂部，或是从脚至腿部，然后擦胸腹部，最后擦背部。②水温从 33℃～35℃递减，可每天低 1℃，最低水温可降到 16℃～18℃。

(3)冷水冲淋：冷水冲淋是一种较强的耐寒锻炼，适合于 3 岁以上的孩子。开始水温掌握在 35℃，以后逐渐下调到 26℃～28℃，淋浴喷头不要高过儿童头部 40 厘米，从上肢沿胸背、下肢喷淋，动作要迅速，冲淋后用干毛巾擦身，擦至皮肤轻度发红为止。次数：锻炼应在早饭后 1.5 小时内进行。每日 1 次。

温馨提示：①温度从 33℃～35℃递减，减至 25℃。室内气温不低于 22℃，室外气温不低于 20℃。②不可让冷水直接冲淋头部。

冷锻炼会在一定程度上帮助孩子提高免疫力，使孩子不再怕寒冷的冬天。

29. “冷锻炼”也要讲方法

冷锻炼一定要循序渐进，不可急躁否则会适得其反。

(1)方法：①从小开始，从温到冷循序渐进，逐步适应冷锻炼。②冷锻炼时要注意防止穿堂风的直吹。③空腹和饭后都不宜马上进行冷锻炼。④如出现嘴唇青紫、全身颤抖的现象，应立即停止，擦干身体，运动到皮肤发热。⑤锻炼过程中如出现身体不适的症状，可休息几日等到痊愈后再进行锻炼。

(2)温馨提示：传染病及其恢复期、先天性心脏病、免疫功能缺陷、重症营养不良、体质较弱的孩子还是不施行冷水浴为好。

30. 外国流行"冷锻炼"

"冷锻炼"是什么？可能很多中国家长都不熟悉这个概念。经过我们的介绍明白了，是一种提高孩子免疫力的方法。这种方法其实在外国已经流行很久了。

(1)日本：日本父母培养孩子的抗寒能力其实是很出名的，他们的孩子衣服总是穿的比成人少，就连冬天的校服也是露出小腿的。

(2)法国：巴黎有一所幼儿园，所有的孩子每天中午都要在一个室外的大阳台上睡午觉，不论春夏秋冬天天如此。冬天气温降到零下10℃，幼儿园老师会把孩子裹好后照样睡在阳台上，他们不仅没有冻着，身体还越来越健康。

(3)欧洲：一些北欧的父母，常会带着孩子去冬泳。还有一些爸爸妈妈会用冰水给孩子擦身。如果是我们看到这些场景，一定会说这样孩子是不是会生病的啊？其实那些爸爸妈妈们正在给他们的小孩子们进行冷锻炼呢。这时孩子的面部表情很轻松，他们对寒冷表现得毫无畏惧，因为他们已经锻炼得不怕冷了。另外，丹麦、挪威的众多家庭还喜欢在寒冷的季节，带着孩子到空气清新的郊外玩耍，让孩子多接触冷空气。这些其实都是冷锻炼。

(4)澳大利亚：在冬季的澳洲，常常可以看见父母们陪着光头、赤脚、只穿背心短裤的孩子从学校出来，尽管寒气逼人，但没有一个父母大惊小怪的。

(五)婴儿常见疾病一般护理知识

31. 宝宝得病的信号

宝宝得病之前有不少信号，我们的家长要多观察多注意。

(1)行为异常：婴儿不会说话，他无法用语言告诉你哪里不舒服，但他的身体会“说话”。如果他出现目光呆滞、反应缓慢、过度睡眠或难以入睡，持续不断地哭闹等现象都预示着什么地方出问题了。

(2)疼痛：婴儿的身体疼痛会让他表现得烦躁易怒，而且不容易安慰，甚至喂奶都很艰难。如果婴儿在平躺时尖声的哭闹可能是耳部感染引起。

(3)呼吸障碍：如果看到孩子呼吸时有憋气的现象或有持续不断的咳嗽影响了睡眠就要去检查。

(4)四肢柔软无力：婴儿的四肢无力或者不会摆动四肢，幼儿步态异常，都要去医院检查。

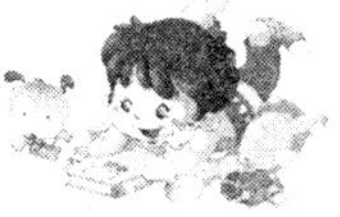

(5)颜色改变:宝宝手指甲、脚趾甲发青,或者脸色发青或苍白,预示着呼吸或循环系统存在问题。宝宝的皮肤发黄可能暗示出黄疸或肝脏有异常。

(6)持续发热:发热是人体对抗某种感染的反应。如果宝宝偶尔体温略高持续时间很短,而且身体其他方面很正常,我们就不用担心。但是,高热或低热伴随着精神萎靡就要及时看医生。

(7)呕吐或腹泻:婴儿呕吐虽然让父母烦恼,但有的并不严重。有些吐奶并不意味着疾病,而是生理现象。但如果呕吐伴随着精神不振,显出病态,或是呕吐的频率和数量比较严重,就要看医生了。腹泻也是如此。

(8)尿量的变化:宝宝尿量显著的增多或减少可能意味着宝宝的泌尿系统出现问题,我们要带宝宝去看医生。

(9)大便异常:大便的频率或颜色、性状的异常改变要如实告诉医生。

(10)皮疹:孩子皮肤上出现的色斑、水疱、溃疡、疹子或者任何发红的、流液的、脱皮的斑点都需要医学诊断。

(11)皮肤感染:任何发热、红肿或疼痛的部位有扩展迹象都要看医生。

(12)不愈合的小伤口:手上割破一个小伤口问题不大,但如果你看到伤口处变得发红、发黄或流脓,或者两天后变得疼痛或更厉害就要去看医生。

(13)流鼻血不易止住:如果孩子流鼻血,你捏住他的鼻子或者在鼻子上敷了冰袋,过了10分钟发现鼻血仍然没有止住,应该马上去看医生。

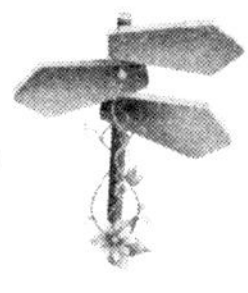

(14)轻微症状变得更严重或无法解决：感冒一般2周后会自愈，如果在此期间孩子发热或咳嗽应去看医生。

(15)眼睑、手或脚出现肿胀：任何水肿都需要注意观察，找到原因。

(16)眼怕光或流泪：可能是结膜炎也可能是眼部有异物。

(17)逐渐加剧的腹部疼痛：轻微腹痛的孩子可能会扭动不安，一般在你轻轻地按揉腹部后就会有所好转。如果他不让你动他的肚子，宁愿自己待着而且无法站立，可能是阑尾炎或其他问题。

(18)腹部胀大：腹部的异常胀大或柔软值得警惕。

(19)肚脐或大腿根部突出：这可能显示有疝气存在。

(20)阴囊胀大或疼痛(男孩)：这可能是因为疝气或阴囊未正常下降引起的。

(21)上身出现多处青紫：任何不明原因的青紫都需要经医生的仔细检查。

32. 婴儿期易发生哪些疾病

记录新生儿时期的多发疾病。

(1)新生儿窒息：宝宝在出生时仅有心跳而无呼吸，或仅有不规则、间歇性、表浅的微弱呼吸，新生儿评分低于7分诊断为新生儿窒息。轻者一般经清理呼吸道，拍打脚心，呼吸可很快恢复。重者要立即进行抢救。

(2)新生儿肺炎：新生儿肺炎是新生儿期最常见的感染性疾病，是新生儿死亡的主要原因之一。新生儿患肺炎时很少咳嗽，仅表现一般情况差、不吃不动、呼吸急促、口吐白沫、烦躁、呛奶、口唇发绀，严重者呼吸困难。听诊时肺部可闻及湿啰音，X线可见肺纹理增多，点片状阴影，应立即送医院诊治。

(3)新生儿败血症：宝宝因宫内感染或分娩时胎膜早破，细菌经产道上行感染，或出生后发生脐炎、皮肤感染等，细菌进入宝宝血液中而发病。表现少吃少动，哭声低，体温不升，黄疸加重，高热和寒战等，血白细胞总数增高，中性粒细胞计数增高，血培养阳性，应及时到医院医治。

(4)新生儿缺氧缺血性脑病(HIE)：该病是新生儿窒息、缺氧所导致的脑缺氧缺血性损害。临床上出现意识障碍、兴奋性高、反应低、肌张力改变、拥抱、吸吮反射消失、痉挛、前囟膨隆等症状。轻者预后良好，严重者可造成死亡及神经功能损害，如脑性瘫痪、智力低下、癫痫。

(5)头颅血肿和产瘤：新生儿出生数天内见头部出现一圆形肿物，若触之见边缘清楚不超过骨缝，有波动感称为头颅血肿。若触之边缘不清楚，肿块超过骨缝称为产瘤，一般血肿局部敷云南白药可在1～4个月吸收。产瘤可在生后2～5天消失，不需治疗。

(6)新生儿硬肿症：在寒冷季节出生的宝宝因保暖差，吃奶不足及出生7日内患其他疾病都可发生新生儿硬肿症，表现：体温不升、四肢凉、皮肤发凉变硬。最早出现会阴部、大腿内侧、小腿外侧，严重者波及胸腹部、面颊部出血，甚至肺出血而死亡。因此在寒冷季节要做好临产时母子保暖防寒工作，除房间暖和外，还应事先把宝宝的襁褓预暖，出生后迅速包裹好。早开奶保证足够的热能，及时防治各种疾病等都是预防新生儿硬肿症发生的重要措施。

(7)新生儿颅内出血：因缺氧或产伤引起，表现为兴奋性高、脑性尖叫、痉挛、前囟膨隆、头向后仰、两眼凝视、不吃不动、嗜睡或肌肉松弛、生理反射消失。这是危重症，抢救不及时可造成死亡或留后遗症。

(8)新生儿溶血病：主要是由母婴血型不合引起，血型不合常见于妈妈是O型，宝宝为A型或B型引起ABO溶血病；另一种为妈妈是Rh阴性，宝宝为Rh阳性引起Rh溶血病。其表现：宝宝生后24小时内出现黄疸，黄疸很快加重，严重者出现痉挛、核黄疸，造成宝宝的死亡或留后遗症。因此若发现宝宝24小时内出现黄疸应立即送医院救治。

33. 哪些情况要马上送宝宝去医院

照顾宝宝不容易，有时宝宝夜间会出现一些症状，我们该如何处理呢？有些症状当然可以等到天亮再去医院，但出现下面的紧急情况，你最好立刻带孩子去医院，也许耽误一会儿就可能耽误孩子的一生。

(1)呼吸困难：如果孩子在白天感冒了，夜晚可能会出现咳嗽，表明咽喉发炎，这是上呼吸道感染的现象。单纯的咳嗽可以在家里稍微处置，如让孩子呼吸清新空气或洗个淋浴以吸入水蒸气等得到缓解。但是如果孩子明显喘息，呼吸急促或非常缓慢，或者每次喘气会使肋骨随着牵动就要立刻看医生。

当然，咽喉发炎不是引起呼吸困难的惟一原因。其他原因如鼻窦炎、过敏反应等也会出现呼吸困难，这些需要医学诊断。如果孩子有慢性疾病如哮喘，疾病发作时也要去医院。另外还有一种情况更要警惕，即气管异物带来的呼吸困难，如果孩子不小心吞下异物阻塞气管，你能用正确处置方法帮他排除异物最好，否则就要以最快的速度带他去医院取出异物，恢复呼吸。

(2)呕吐绿色物体：通常情况下，一般的呕吐不必夜里去医院，但如果孩子的呕吐物是深绿色就很严重了。呕吐物的这种颜色通常显示胆汁分泌和作用异常，从而造成肠内消化异常。出现这种情况也应即刻去医院。

(3)惊厥：大多数情况下惊厥是体温快速升高造成的，这种高热惊厥会使孩子四肢抽动、紧咬牙关甚至昏迷。孩子的皮肤会出现淡蓝色，体温很高，双眼上翻，父母会极度惊慌。待孩子平定后去医院，医生会想办法使孩子的体温降下来，而且能够让孩子感觉舒服点，必要时做进一步检查。

另外一种罕见情况是癫痫和脑膜炎引起的惊厥。如果孩子出现上述状况而体温却不高，惊厥的时间持续超过3～5分钟，要赶快拨打急救电话。

(4)脱水：婴儿和低年龄幼儿在发热、呕吐或腹泻的情况下很容易脱水，为避免出现脱水，在上述情况下最好每隔15分钟就喂孩子一点儿电解质液或者果汁等，无论如何要为他的身体补充水分。如果他拒绝喝水或者其他液体而出现眼窝深陷，嘴唇干裂，或前囟凹陷，必须立刻去医院。脱水不容忽视，严重时可能引起休克甚至死亡。

(5)头部受伤：孩子从床上跌落或走不稳跌倒是很常见

的现象，一般不严重。但如果跌落或跌倒后出现意识不清甚至昏迷，视物模糊，或者喷射状呕吐现象，表明情况严重，可能是脑震荡，不要迟疑立刻看医生。

(6)剧烈腹痛：大多数腹痛是病毒感染引起的，或只是单纯胀气，但个别情况是阑尾炎或肺炎造成的。如果孩子抓着胃部在床上翻转不安，或是用膝盖顶着胸部，而且尖声哭闹，无法控制，要立刻去医院。

(7)尿中或大便中带血：孩子尿中或大便中出现一点血迹有时无需担心，也许只是轻微的肠管撕裂。但出现这种症状还是要去看医生以排除胃肠道异常，如梗阻或胃壁撕裂等。父母的直觉也很重要，假如你的直觉告诉你确实有问题，那就不要迟疑马上看医生。

34. 宝宝耳朵感染怎么办

将一块温热的纱布放在孩子的耳朵上以缓解疼痛。温热的感觉通常都有抚慰的作用，而且能够分散注意力。同时，热度还可以加快血液循环，从而将更多的可以抵抗病菌的白细胞送到被感染的部位。另外，还有一个更好的办法：将一个土豆在微波炉里加热5分钟，取出后在外面裹一块湿毛巾，然后用它来敷耳朵。这样做的好处是土豆可以使散发的热持久而且均匀(但是你要非常小心地控制土豆的温度，不要烫伤孩子)。由于耳朵感染大部分都是细菌引起的，所以需要咨询医生是否给孩子使用抗生素。

35. 宝宝烧伤烫伤的简单护理

宝宝烧伤烫伤是不是一定要马上去医院呢？比较严重的二度或者三度烫伤（即皮肤已经出现水疱），必须立刻带孩子就医。但是普通的一度烫伤（包括轻微晒伤）可以用浸过凉水的纱布敷在伤处。

烫伤24小时之后可以在伤处轻轻涂抹一些芦荟油，也可以挤出芦荟叶的新鲜汁液使用。芦荟油除了有杀菌的功效还可以加速细胞生长，从而帮助伤处愈合。为什么要等24小时才能使用呢？因为伤处的肿胀缓解后再使用芦荟，可以减少对皮肤的刺激。

需要注意的是，避免使用某些芦荟啫哩，这些东西通常没有什么真材实料，影响治疗的效果。

36. 宝宝割伤了怎么办

在蹦蹦跳跳的童年，几乎所有孩子都遇到过小的割伤或者是划伤。对付这样的伤口，首先要做的是用温和的肥皂和水清洁受伤的部位。然后找一个洋葱，轻轻剥下那薄薄的皮敷在伤处并轻轻按压。洋葱皮有类似凝血剂的功效，可以帮助止血。等血止住了就可以把洋葱皮去之，将伤口包扎好。

37. 简单方法缓解宝宝胃痛

网友询问：我想问一问有什么简单的方法可以护理胃痛的宝宝？

我的回答:给孩子喝一点儿淡茶水来让他的肚子感觉舒服一些。在这方面,甘菊花茶是最好的选择,因为甘菊花茶里含有抗菌的成分。如果孩子不停打嗝可以给他喝少量碳酸氢钠(苏打)水或者汽水。这些饮料产生气泡可以缓解打嗝。

同时要小心观察,如果孩子肚子不舒服的同时还伴有其他症状,如发热、呕吐、腹泻或者便秘,就需要马上带他去医院。这些情况可能只是普通的胃病,但也可能是非常严重的病症,如肠梗阻。

38. 防止宝宝晕车(船)

"妈妈,我难受"。这是旅途中的小宝宝们经常可能会有的抱怨。无论是乘车、船还是飞机,年龄较小的孩子都会遇到同样的问题。他们的内耳能感受到车(或者其他交通工具)的运动但他们的眼睛和关节却感受不到这种运动。这样两种不同的信息都传递到大脑就容易引起小小的混乱,从而产生恶心、出冷汗、虚弱等反应。

怎么办呢?一块姜就能解决问题。姜对缓解恶心非常有效。可以在出门的时候随身带一点儿姜末,在孩子不舒服的时候放进他喝的水(或者其他任何饮料)中,让孩子喝下去就没事了。

39. 解决宝宝流鼻血的方法

流鼻血也是日常生活中宝宝经常出现的问题,我们又该如何护理呢?

让孩子将头向前倾，然后用手指捏住他的鼻孔并稍稍用力，将这种压力保持10分钟左右。捏鼻孔实际上是在对破裂的血管施加压力，有助于止血。

记住不要让孩子头朝后仰，这样做可能把流出的血吞咽，从而导致呕吐。也不要往孩子的鼻孔里塞纸巾和棉球。也许你看到过五官科大夫这么做。但不要忘了，大夫有各种办法和工具将塞进去的纸巾和棉球取出来。

40. 控制湿度解决咳嗽

孩子咳嗽的时候可以尝试改变家里的空气湿度。有的咳嗽会因为空气干燥而变得严重，而有的则跟空气太湿润有关。有些孩子对灰尘过敏，而潮湿的空气往往就是灰尘聚集的地方。这种情况下，关掉家里的加湿器就能帮助缓解咳嗽。而有的时候大夫会建议家长增加空气湿度。

41. 宝宝咳嗽妈妈要细心

宝宝咳嗽时妈妈该如何细心检查和分析诱因。

(1)如果孩子的咳嗽是突然发作，妈妈要检查一下她是否吸入了小东西，如果吸入了，要设法把它取出来，但不要用手指去钩异物，以防止将异物推进孩子的咽喉深处。

(2)当孩子正在咳嗽时，设法帮他把痰从胸腔咳出来。可以让他横向俯卧在你的膝上，然后有节奏地轻拍他的背部，不要太用力。鼓励孩子把咳出的痰都吐到盆中。

(3)当宝宝正患咳嗽时，妈妈要确保他不着凉，否则可能引起支气管炎。

(4)如果孩子干咳,睡觉前喝温热的饮料可以使孩子的喉咙舒适。

(5)孩子睡觉时可用几个枕头把孩子撑起,以防止分泌出的黏液滴落到他的喉咙。婴儿可在头部的褥垫下放一个枕头。

(6)让孩子有一个无烟的环境。

(7)遵照医生的建议给孩子用药,千万别随意给孩子吃止咳药,特别是新药。